奇跡の100歳長寿地域
「京丹後市」の秘密

百寿者研究会

文春新書

1484

はじめに　京都府丹後地域には、なぜ長寿者が多いのか

的場聖明

京都府丹後地域での長寿研究

ギネスブックに記載されて久しいですが、現在ヒトの最長寿者は、フランス人女性でジャンヌ・カルマン氏（１９９７年８月４日没、１２２歳）、男性で木村次郎右衛門氏（２０１３年６月12日没、１１６歳）です。

木村次郎右衛門氏が一生涯のほとんどを京都府京丹後市で過ごされたこと以外にも、浦島太郎伝説など、この丹後地域（与謝野町、伊根町、京丹後市、宮津市）では、長寿の話題が以前から多くありました。

この長寿地域が、青森県の「短命県脱出」を目標に開始された弘前市「岩木健康増進プロジェクト」から注目され、弘前市岩木地区との比較研究や、丹後地域独自項目の長寿因子探索が２０１７年に始まりました。

２０１７年の開始時点で10万人あたりのこの地域の百寿者人口が１３５人で、当時の全国平均50人の２・７倍でしたが、２０２１年現在も図１のように全国平均の２・

図1　人口10万人あたりの百寿者

	人口	百寿者	百寿者/10万
与謝野町	20939	31	148.0
伊根町	1028	4	389.1
宮津市	17232	30	174.1
京丹後市	53182	112	210.6
丹後地域	92381	177	191.6
京都市	1355083	995	73.4
全国	123842701	80413	64.9

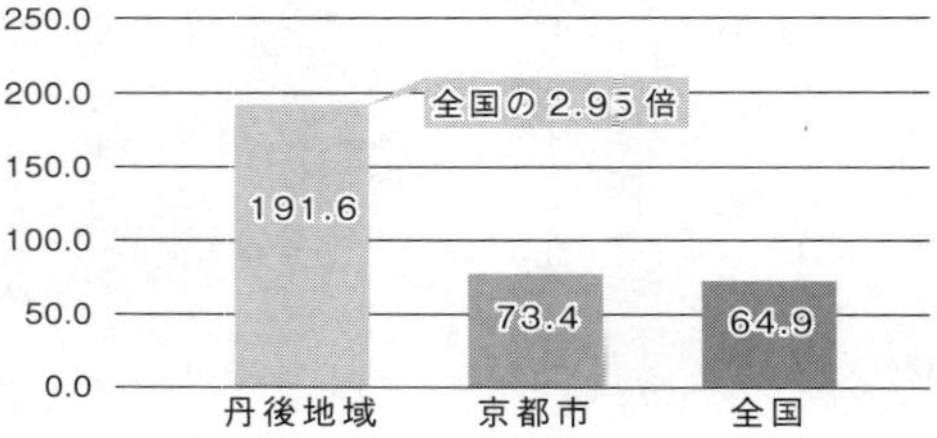

95倍です。また、京丹後市に限って言えば、全国平均の3・24倍にもなります。

京丹後市立弥栄《やさか》病院の診療を担う各科が協力して、約2000項目のアンケートや血液・尿検査などを実施することで、その長寿の因子を検討しています。

青森県弘前市岩木町と京都府京丹後市の社会的背景の比較

検診開始時の最初の約300名のアンケート結果から、社会的な背景と生活様式として、青森県弘前市と京都府京丹後市では左記項目の違いが認められました（図2）。

図2　長寿に関する青森県弘前市と京都府京丹後市の比較

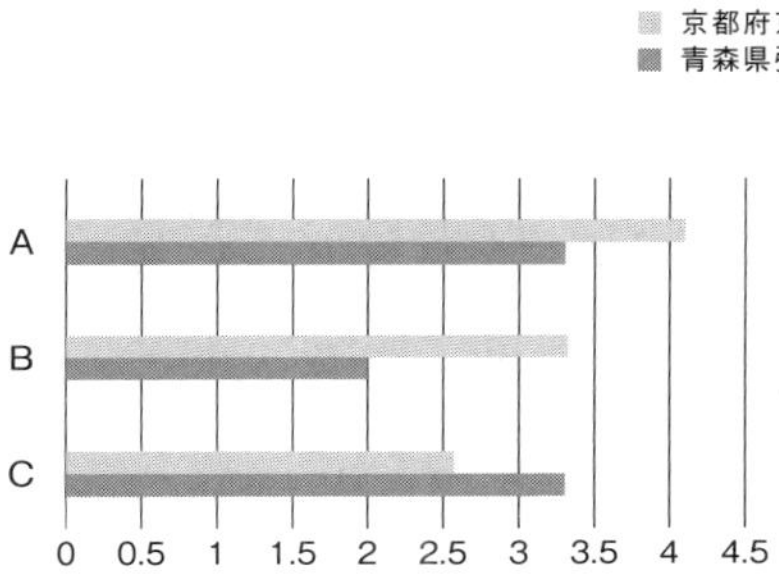

A　個人的内容を話せる友人の数（人）
B　男性が家事にかける時間（時間）
C　同居人の数（人）

京丹後市では……

① 個人的なことを話せる友人が多い。

② 男性が家事にかける時間が多い。

③ 同居する人数が少ない。

血液検査や尿検査について、現在詳しい結果の分析が続けられていますが、筋力、骨格筋量、腸内細菌、骨密度、心機能など全項目を15年間継続して検討することで、その結果を予防医学や社会医学そして日常診療に役立てることが期待されています。

動脈硬化予防と長寿

カナダ出身の内科医ウィリアム・オスラー博士が、「ヒトは血管とともに老いる」と述べたように、健康長寿には若い血管が不可欠です。

検診受診者の検討から京丹後市における血管年齢は、男女とも全国平均を10歳ほど下回ることがわかり、現在その原因として、腸内細菌以外に、全身の炎症や代謝の関与が考えられ、研究が続いています。

食事のレシピと生活習慣のレシピ、地域コミュニティのあり方のレシピ、そしてまだ未解明なレシピ、その複合結果としてこの地域の健康長寿は成り立っていると考えています。早速わかってきた真似のできそうなところから学んで、明日からの行動に活かしたいと思います。

的場聖明　京都府立医科大学大学院　医学研究科循環器内科学・腎臓内科学教授。

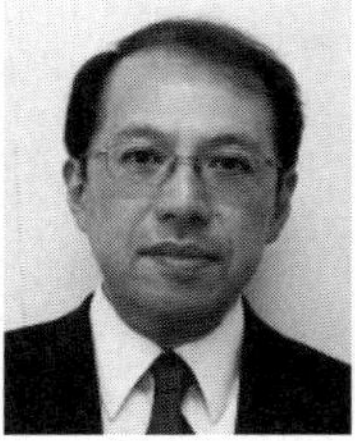

１９９０年３月、京都府立医科大学医学部卒業。２００３年４月～２００６年７月、アメリカ国立衛生研究所心臓肺血液研究所 Cardiovascular Branch 研究員。２０１５年８月～現職。２０１６年10月～京都府立医科大学長寿・地域疫学教授（併任）。２０１８年３月～京都府立医科大学不整脈先進医療学教授（併任）。京都府立医科大学副学長。専門分野は心臓病学、再生医学、長寿研究。

本書では、１００歳以上の長寿者（百寿者）たちの談話を紹介するとともに、百寿となるにはどのような秘訣があるのか、とりわけ具体的な食生活について探っていきます。

*

なお本書は、京丹後市による百寿者への聞き取り調査をレポートした4冊のブックレットを再編集したものです。ここに登場する百寿者はすでに鬼籍に入られた方がほとんどで、記載してある年齢は取材時のものであることをお断りしておきます。

編集部記す

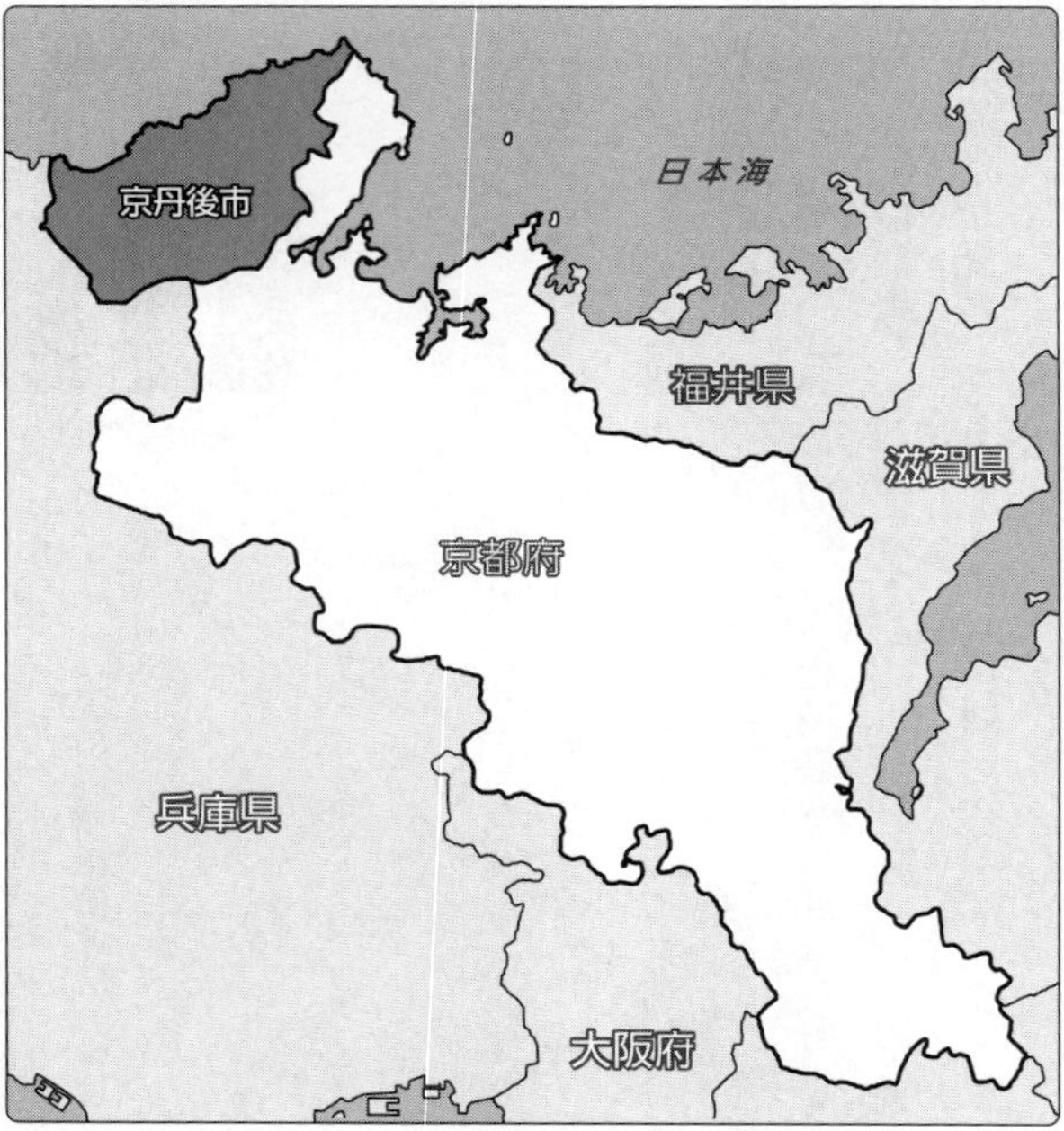
日本海
京丹後市
福井県
滋賀県
京都府
兵庫県
大阪府

奇跡の100歳長寿地域「京丹後市」の秘密◎目次

【第一章】世界最高齢者に学ぶ長寿の秘訣

京丹後市はギネスブックも認定した世界最高齢者を生んだ町としても知られています。116歳の長寿を全うした木村次郎右衛門さんがその人です。木村さんと、京丹後市の女性最高齢者の一人である森田きくさんの男女2人に、長寿の秘密を明かしてもらいます。

木村　次《じ》郎《ろう》右衛《え》門《もん》さん（116歳）「一生はたった一日の延長なり」

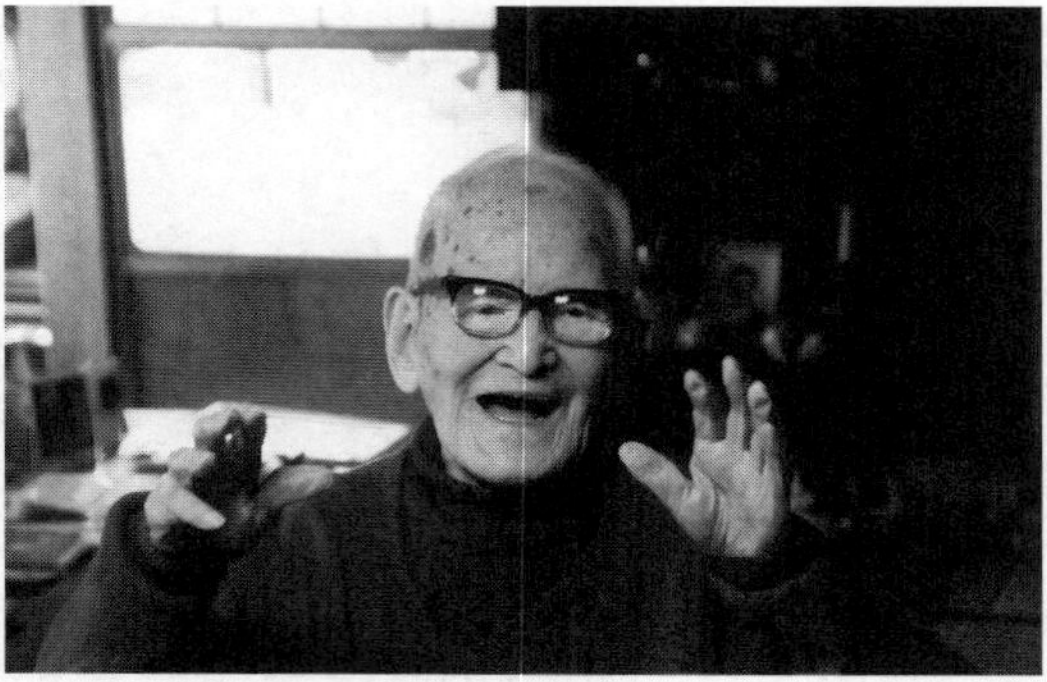

「サンキュー・ベリー・マッチ」「ユー・アー・ベリー・カインドマン」と、ユーモアあふれるおもてなしの心で訪れた人を迎えます。

木村さんの人生訓

「食細くして、命永かれ」

「苦にするな、嵐のあとに日和あり」

「明日ありと思う心のあだ桜、夜半に嵐の吹かぬものかは」

「不言実行」

「日々これ好日」木村さんはすべてを天にまかせ、一日一日を大切に過ごし、前向きな性格で何事にも意欲的です。

「感謝の気持ち」訪れる人に、いつも両手を合わせ「ありがとう」「サンキュー・ベリー・マッチ」と感謝の気持ちを忘れません。

「辛いこと苦しいことの後には、必ず良いことがあります。そう思って生きてきました。日露戦争から第二次世界大戦、辛かったことはきりがありませんが、今、幸せだったといえるのは、苦しいことがあっても日和は必ず来たからだ、と思っています」

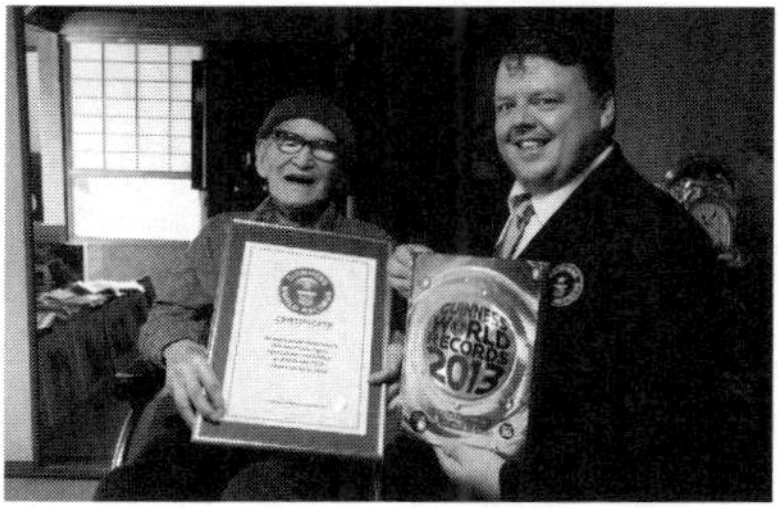

ギネス認定　１１６歳54日

２０１１年に「存命中の男性長寿世界一」としてギネスワールドレコーズ社から認定されるとともに、京丹後市初の「京丹後市市民栄誉賞」を受賞されました。２０１２年には男女を通じての「存命中の長寿世界一」「男性史上最長寿」としても、ギネス社から認定を受けました。

木村さんのプロフィール

木村さんは、第１回オリンピックが開かれた翌年、１８９７

（明治30）年4月19日生まれ。20歳から65歳までの45年間、地元の郵便局に定年まで勤め、90歳過ぎまで農業を続ける。２０１３年６月の時点で、子7人（5人が存命）、孫14人、ひ孫25人、玄孫15人。（２０１３年6月12日逝去）

木村さんが大切にしていたこと

「体を動かす」 退職後90歳過ぎまで畑仕事をして、それ以降は近所を散歩したり、寝転んで空中自転車こぎ体操をして体を動かすことを心がけています。「日課の腹筋運動。これも長寿の秘訣ですな」。

「社会に関心を持つ」 新聞を読んだり、国会中継や相撲を楽しみながら、「社会に遅れない」ことを心がけています。

「感謝の気持ち」 訪れる人に、いつも両手を合わせて「ありがとう」と感謝の気持ちを忘れません。

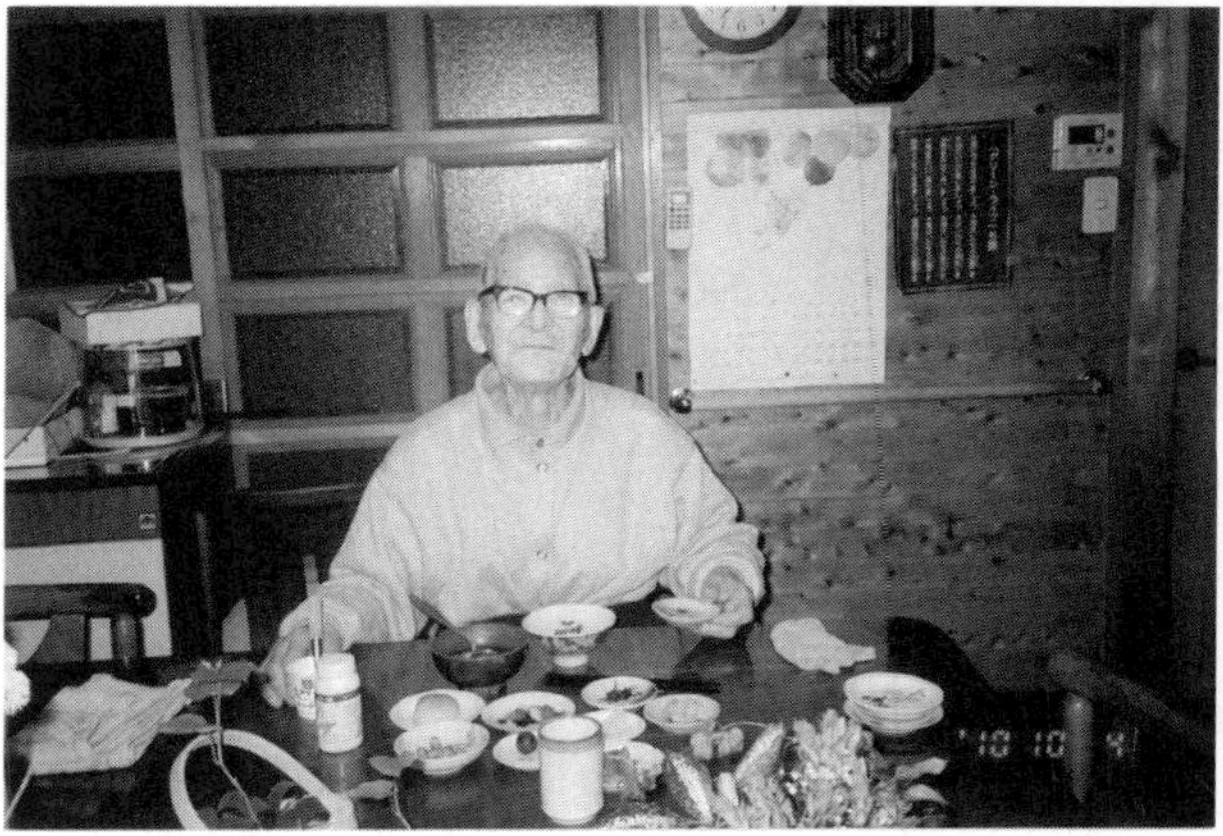

木村さんの食生活

◆「食細くして、命永かれ」

「腹八分目より、腹〝六〟分目。いただく量は、普通の量の半分くらいを毎日続けています。嫌いな食べ物はありません。朝のヨーグルトと夜一杯の牛乳は欠かしません。果物もよく食べていました」

◆規則正しく食べる

朝食は午前7時、昼食は正午。

夕食は午後6時と決まった時間に3食欠かさずに食べます。

◆腹五〜六分目を心がける

間食はせず、食品を少量ずつ、腹五〜六分目と心がけ、ご飯の量は1／3杯程度と少量です。

◆**様々な種類の食品を摂る**

偏食せず、朝はヨーグルトやさつまいも、梅干しを食べ、夜は牛乳を飲むことを習慣とし、3食とも10種類以上の食品を食べます。

◆**食堂で食べる**

食事時は自室から食堂に足を運びます。

◆**よく噛んで食べる**

100歳を過ぎてからも、自分で食べるために「入れ歯」をつくり、しっかりよく噛んで食べます。

◆**食を支え続けた家族**

食事は、息子さんのお嫁さんや孫のお嫁さんたちが準備をしています。

食調査結果

◆日常食（成人後期以降）

主食　ご飯、おかゆ、パンなど
主菜　豆腐、煮魚、煮豆、牛乳、ヨーグルト
副菜　味噌汁、野菜煮物（かぼちゃ、さつまいも、大根、にんじん、白菜ほか）、白和え、梅干し

◆よく食べていた食材
穀類　米、米ぬか
魚介類　あじ、いわし、かれい、きす、さば、はたはた、さけ
豆類　小豆、えんどう豆、そら豆、大豆、黒豆、三度豆、豆腐、焼き豆腐、きな粉、おから、豆乳
野菜類　じゃがいも、さつまいも、うり、かぶら、かぼちゃ、きゃべつ、きゅうり、ごぼう、しょうが、せり、大根、いか干し大根、トマト、なす、にんじん、白菜、ピーマン（とうがらし）、ほうれん草、みつば、みょうが、しいたけ
山菜類　わらび、ぜんまい、こごみ、うど、ふき、もうそうだけ

藻類　わかめ、もずく、はば、ところてん
果実類　いちじく、みかん、柿、ぐみ、きんかん、すいか、梨、桃、びわ、梅
種実類　ごま、栗
乳類　牛乳、ヨーグルト
その他　梅干し、たくあん、もろみ、酒粕
飲み物　水、番茶

森田　きくさん（110歳）

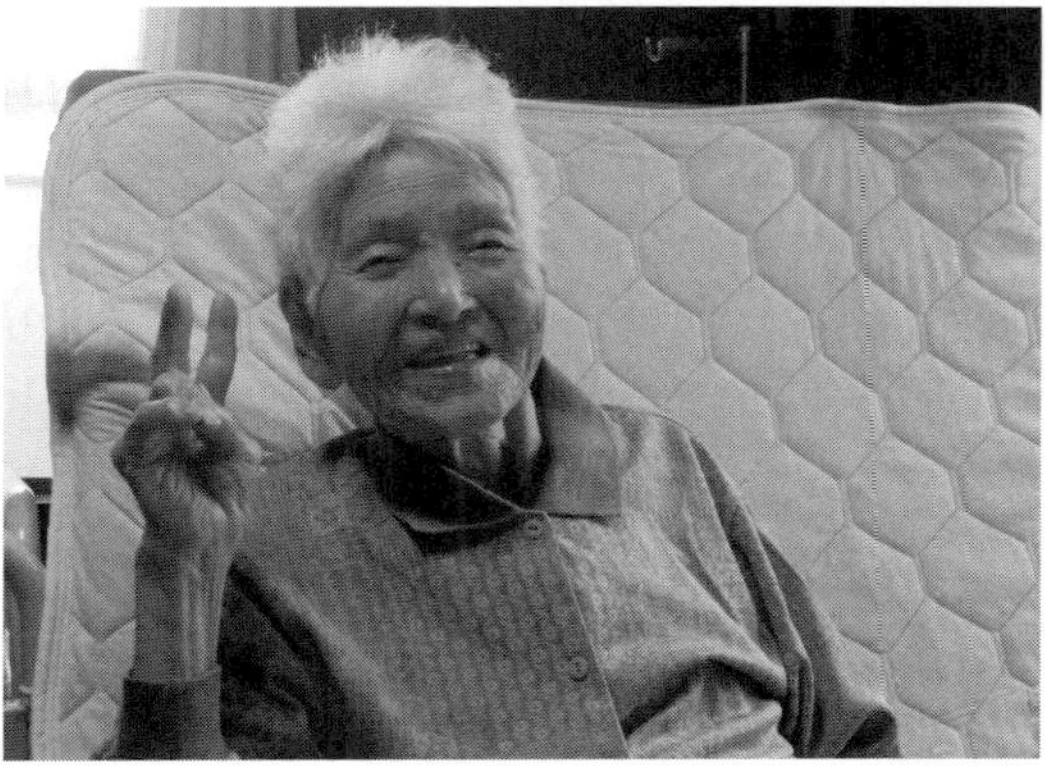

短歌を詠むことが生きがい。

健康長寿の秘訣

＊家族や周囲の人とのふれあい。
＊いつまでも短歌を詠む。
＊自分流の体操をする。

心豊かに歌う全国ふれあい短歌大会受賞歴

＊優秀賞（平成24年度）107歳
毎晩に　おこるケイレン苦しんで　百歳超えて
生きぬいて来た

＊佳作（平成19年度）１０２歳
テーブルの　花びんに活けた　百合の花　乙女の如く　においただよう
＊平成19年作
長き道１００歳までもいきてきた　寿命いっぱい幸せに生きる
＊平成27年9月作
秋日和　稲も実が入り　黄金の波
秋の日は　つるべ落としに　暮れてゆく

「今年また　百十歳の誕生日　迎えてうれし　幸せ願う」と即興で歌を詠むきくさんは、短歌を作るのが大好きな、京丹後市最高齢の１１０歳です。

尋常小学校と補習校を経て、16歳までは機織《はたお》り、それ以後は父親の百姓を手伝い、23歳の時にお婿さんをもらいました。

子どもを籠に背負って、宮津や豊岡まで桃や梨の行商に行き、4人の子どもを育て上げたといいます。

畑仕事は91歳まで続けていましたが、93歳の時に脳梗塞を発症し、左半身マヒとなりました。杖や車いすを使用することで、100歳までは外出も多くしていました。100歳を過ぎると、足腰が弱くなりベッド上の生活になりましたが、デイサービスに通所し、人とふれあうことが楽しみでした。

日課は、仏様を拝むこと、日誌を書くこと、自分流の体操をすることです。仏様を拝むことは、動きにくくなるまでは、這ってでも行って拝んでいました。

日誌は、デイサービスの職員さんが書いた日誌に返事を書いて返しています。体操は、毎朝歌いながら、指折りや指の屈伸などの指体操と、頬をふくらます、なでる、たたく、舌を出すなどの顔体操を続けています。

「この体操をするから、肌はつやつや、シワはないし、みなさんからも若げ、元気げとよく言われます」

と話します。

大好きな短歌と出会ったのは、90歳から通いはじめたデイサービスでの短歌作りがきっかけです。

短歌を習ってからは、めきめきと上達し、「心豊かに歌う全国ふれあい短歌大会」で入賞し、部屋には賞状や楯が飾ってあります。

脳梗塞を患ってからも、きくさんが詠んだ短歌をデイサービスの職員さんが書き留め、作品を形にしてくれます。職員さんが褒めてくれることが、短歌を詠むやりがいになっているようです。

子どもの頃は勉強がよくできました。学校の先生になりたくて、たくさんの本を読み漢字を覚えたことが、今に役立っていると言われ、会話の途中でも作った短歌をさっと詠みはじめます。

その短歌には、しっかりとその時の季節や事柄が詠みこまれています。

「健康の秘訣はあらへんけど、お嫁さんが大事にしてくれて、食べるものも塩梅《あんばい》ようしてくれて、デイサービスのみなさんも、やさしくようしてくれて、その日その日が楽しく暮らせています」

ときくさん。

言葉の端々に、家族や周囲の方たちへの感謝の言葉があり、

「神様から寿命をもらって生きてきたんだから、寿命は大切にせんなん（しなければならない）」

とのことでした。

家族やデイサービスの職員とのふれあい、大好きな短歌を自由に詠むことが、きくさんの生きがいとなっています。

コラム1　腸内フローラと健康長寿

内藤裕二

進む腸内細菌研究

医学は飛躍的な進歩を遂げ、人類はかつて不治の病と恐れられた病気をいくつも克服してきました。新型コロナウイルスに対するワクチンや治療薬の開発においても、世界中の研究者が協力しています。

毎日のニュースのなかでも「遺伝子」「遺伝子変異」といった言葉を耳にするようになっています。病気の予防や治療では、この「遺伝子」を研究することが重要で、病気の原因を遺伝子レベルで解き明かすことが治療への最短距離とされてきています。この遺伝子を取り扱うことで、「先進医療」「再生医療」も大きく結実しようとしています。

この他にも、遺伝子解析技術の発展により、21世紀に入って急速な進歩を遂げた研究分野があります。それが「腸内細菌」研究です。私たち人間の腸に棲みつく約1000種類、100兆個の腸内細菌からなる「腸内フローラ」（腸内細菌叢）の乱れ（専門的にはディスバイオーシスという）が、従来考えられてきた以上に多くの病気の発症要因や悪化要因になることがわかってきたのです。

“長寿型”腸内フローラ

腸が、人体最大の「免疫器官」であることは、みなさんもご存じでしょう。腸には免疫細胞の約7割が集中し、ウイルスや細菌などの病原菌やがん細胞から、私たちの体を常に守ってくれているのです。

しかし、それだけではありません。腸と脳、腸と心臓、あるいは腸とあらゆる臓器の間には密接な関係があり、腸内細菌は私たちが生まれ持った体質や性格、人格、さらには寿命にまで大きく影響することが明らかになってきたのです。

そもそも日本人が世界有数の長寿を誇れるようになったのは、長い歴史の中で培ってきた日本人特有の「長寿型腸内フローラ」のおかげなのです。

健康で長生きすること（健康長寿）には様々な要因があるとされています。たとえば、日常的な運動、規則的なライフスタイル、社会とのつながりを維持することなどが必要です。こういった要因に加えて、腸内フローラが人の健康寿命に影響する、あるいは健康寿命を決定づけていることが次第に明らかになってきました。

私たちは、京丹後の長寿、とくに健康長寿の原因が腸内フローラにあるのではないかとの仮説を実証すべく、住民の高齢者のご協力を得て研究を進めています。

その結果、京都市内の住民と比較すると、京丹後ではファーミキューテス門というグループの中でも、ロゼブリア属など酪酸産生菌が多いことを発見して、英文誌に発表しました。

酪酸産生菌

重要なことは、この酪酸産生菌に世界中の研究者が注目していることです。医学的な研究が進んだ結果、酪酸産生菌あるいは産生された酪酸が2つのことに重要な役割をしていることが明らかになりました。

1つ目は、酪酸産生菌が人の免疫に関与していることです。酪酸は、人の免疫が暴走しないように、T細胞、B細胞などの免疫細胞を制御しています。ウイルス感染症、花粉症などのアレルギー疾患などにも抑制的に作用しています。

京丹後で2018年に実施したアンケート調査の1つ「インフルエンザに罹患したり、肺炎で入院したことがありますか？」という質問で、「はい」と答えた人はわずか1・6％（6人／381人）でした。京丹後の高齢者は免疫力が強いことを意味しています。免疫は感染症だけでなく、がん予防にも関係するために興味深く、研究を進めています。

2つ目は、酪酸が筋肉の維持に関与していることです。

健康測定では握力や歩行速度を計測していますが、握力低下、歩行速度低下の基準を満たす人は9・3％（30人／321人）と、いわゆるサルコペニア（筋肉量の減少および筋力の低下を意味する）が少ないことも京丹後の特徴のようです。

さらに、酪酸産生菌の量と筋肉量が相関することや、加齢による筋肉の萎縮を酪酸が抑制することも明らかにされています。

京丹後の高齢者の腸内フローラが優れていることの理由についても少しずつわかってきました。

私たちは食生活に注目しています。酪酸産生菌の生存にとっては食物繊維が最も必要であり、継続的な多彩な食材が必要とされています。

検診時の食調査、NHK番組「ガッテン！」でのアンケート調査などから、根菜類、豆類、海藻、全粒穀類などが影響していることが推定されました。「ガッテン！」からは、「腸内細菌パワーが目覚める『賢い食べ方』」として特集誌も出版されました。その後、多くの雑誌、テレビで京丹後が紹介され、住民ならびに市役所、保健所の方々にお世話になりました。この場を借りてお礼申し上げます。

京丹後の食と腸内フローラの「秘密」を解き明かす研究を進めていきたいと考えています。これからも、継続して、長期的に、科学的な研究を推進することが必要と考えます。得られた情報は、国内だけでなく、世界に発信していくことも私たちの役割です。

内藤裕二

京都府立医科大学大学院医学研究科生体免疫栄養学講座教授。

1983年京都府立医科大学卒業、2001年米国ルイジアナ州立大学医学部

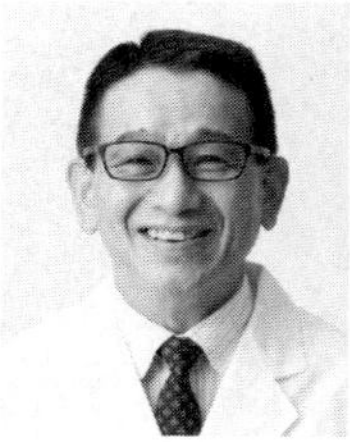

分子細胞生理学教室客員教授、２００９年京都府立医科大学大学院医学研究科消化器内科学准教授、２０１５年同大附属病院内視鏡・超音波診療部部長、２０２１年～現職。日本酸化ストレス学会副理事長。日本消化器病学会財団評議員、日本消化器内視鏡学会財団評議員、日本消化器免疫学会理事、日本抗加齢医学会理事、農林水産省農林水産技術会議委員。２０２５年日本国際博覧会大阪パビリオン推進委員会アドバイザー。専門は消化器病学、消化器内視鏡学、抗加齢学、腸内細菌叢。著書に、『消化管《おなか》は泣いています』（ダイヤモンド社、２０１６年）、『１００年腸～最強食物繊維があらゆる不調を改善！』（内外出版社、２０２４年）、『健康の土台をつくる　腸内細菌の科学』（日経ＢＰ、２０２４年）、『１００歳腸寿食』（One Publishing、２０２４年）など多数。

【第二章】百寿者たちの運動と習慣に学ぶ

京丹後市の特徴は、海も山もあることです。そうした自然環境下で、どのように身体を動かし、どのような生活習慣を続けることが有益だったのかを探ります。

志水　富重《とみしげ》さん（100歳）

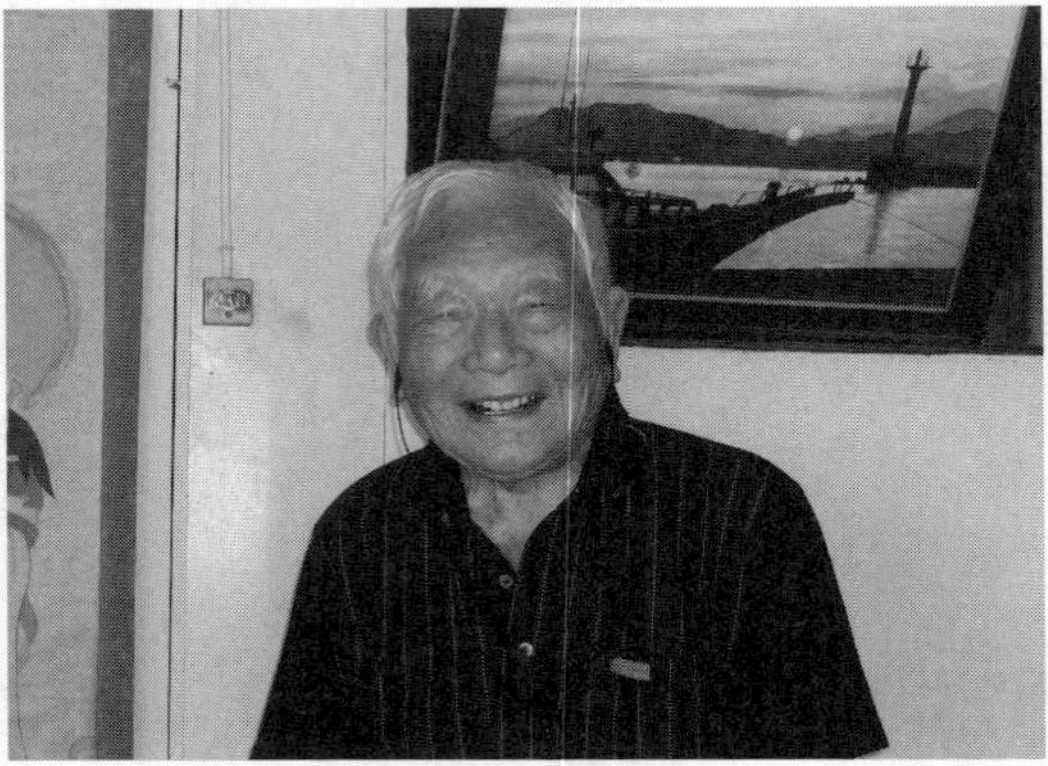

今が一番幸せ。今のままが続くようにしていきたい。

健康長寿の秘訣（本人談）

＊常に何かを考え、体を動かす。
＊子どもや孫の成長を見る。
＊趣味を楽しむ。

富重さんは、大正4年生まれの100歳。6人兄弟の3番目に生まれ、父親は書店を営み、母親は機屋でちりめんを織っていました。

小さな頃は川や海で遊び、絵を描くことが好きで将来は画家になりたかったそうです。

その後、富重さんは戦争へ行き、「その時が人生で一番しんどかった」と当時を振り返りながら話します。終戦後はトラックの運転手や塩焚《しおた》きをしながら生計を立てていました。

しばらくしてから、趣味で続けていた絵を生かし、ちりめんの着物の図案を描くなど機織り関係の仕事に就き、70歳まで仕事を続けました。

28歳の時に結婚。子ども3人、孫6人に恵まれました。今でも奥様と仲良く過ごし、夫婦円満の秘訣は、「互いを尊敬し、譲り合うこと」と話します。

現在は、釣り、子どもの頃から続けている水彩画、85歳から始めた家庭菜園、木工を趣味にして日々過ごしています。

富重さんの日課は、**毎朝6時に起床、畑で家庭菜園、その後、海の様子を見に行き、いったん帰宅。夕方になってから釣りに行きます。**自宅には、富重さんが描いた絵や釣り上げた魚の魚拓が飾ってあります。

市外に住むご長男と一緒に釣りへ行くのが楽しみで、取材前日には40センチメートルのヒラメを釣り上げたそうです。富重さんは、「釣りと畑に行けたらそれで十分」

と生き生きした表情で話します。

食事は、辛口で濃い味付けが好みです。肉（豚肉や鶏肉）が好物で、炒めた物をよく食べます。

富重さんは、**「常に高みを目指して研究を忘れないことが大事」**と話し、家庭菜園や釣りでも、自分で道具を作るなど、常に新しいことに挑戦しています。

また、**「寝る前に明日何をしようか、したいことを考えてから寝る」**と、とても意欲的です。

人生で一番幸せなことは、「子どもや孫の成長していく姿を見ること」で、「立派に成長してくれた姿が自慢」と話します。

そんな富重さんは、「今が一番幸せ。今のままが続くようにしていきたい」とニッコリ笑いました。

吉岡　新資《しんすけ》さん（１０３歳）

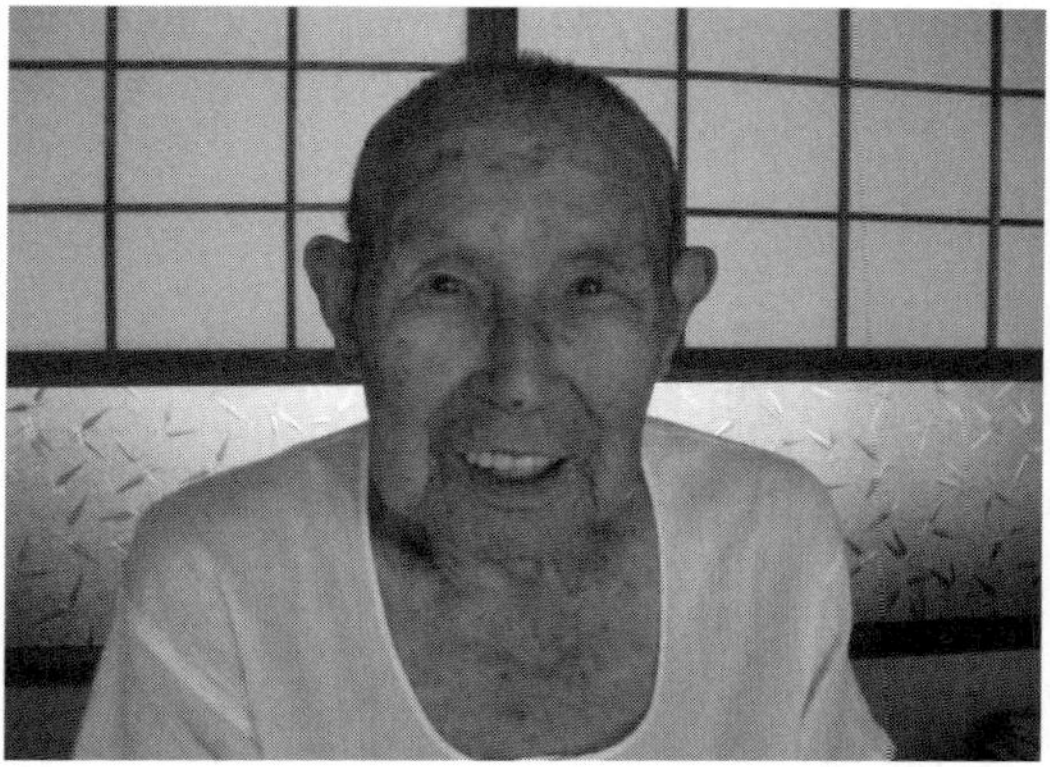

１０１歳までゲートボールを続けた。

健康長寿の秘訣（本人談）

＊老人会で頑張ってきた。
＊温泉に入って汗を流す。
＊おしゃれを忘れない。

幼少の頃は、村中の子どもはみんな友達でした。足腰が頑丈で走るのが村一番、とにかく体を動かしているのが大好きなわんぱくものでした。畑に行ってはみんなで遊び、楽しい毎日を過ごしたとのことです。

15歳で奉公に出たあと、その時の時勢にあった職を転々とし、百姓、製材所、鉄工所、糸繰《いとく》り、機織りなど、さまざまな職業に就きました。

戦争中は、みんなは召集がありましたが、新資さんは海軍工廠で専属の指導員をしていたので、戦争への召集はありませんでした。

60歳頃から85歳まで、老人会に入り会計や会長を務め、あちこちへの旅行を計画し、さまざまな行事を行い、運動ではゲートボールや（フランスの鉄球遊びの）ペタンクを取り入れました。

「老人会で頑張ってきたことが、元気のたまものだなあ」と話します。

老人会の行事が楽しみというより、人の世話が好きで、役についていた責任感から行事に参加していました。老人会で始めたゲートボールは、101歳まで続けました。

ゲートボール場は自宅から数百メートル先です。リュックを背負い、まず近所のお店で買い物をしてから向かいます。帰りには、ゲートボール場のそばにある高齢者向けの温泉に入って汗を流すのが新資さんの日課となっていました。

今まであまり病気をしたことはありませんでしたが、102歳になり心臓の病気もあったことから、ゲートボールを止め、外出も少なくなり、じっとしていることが多くなりました。

昨年まで自分でしていた買い物や、食事の用意も、同居の娘さんにしてもらっています。

また、毎朝、仏さんを拝み、(般若)心経を唱えることにこだわり暮らしています。

家族からの、

「おじいちゃんは、外出はしゃ〜んとした格好で出かけ、運動行事などでもマイユニホームらしき服装をして、サングラスかけとったぁで。それに、85歳までスーパーカブで走り回っていたし」

という話には、「サングラスはおしゃれだで」と、にこっと笑顔で返していました。

小國《おぐに》　みよさん（108歳）

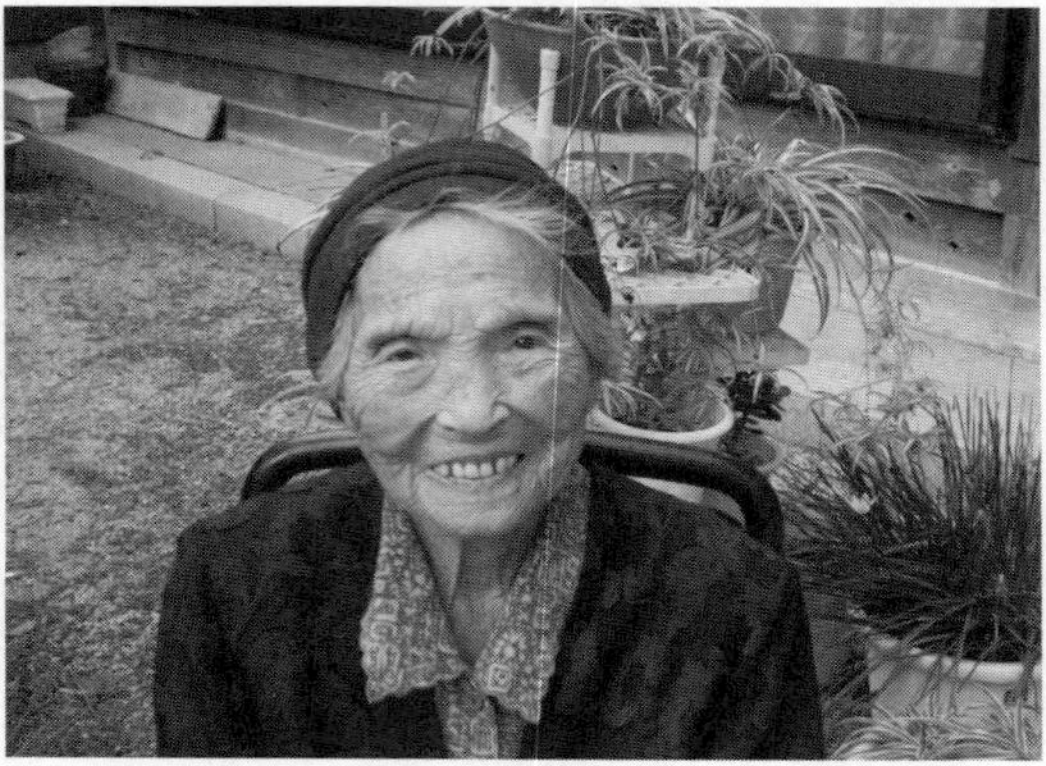

ずっと働き詰めで、何でもしてきた。

健康長寿の秘訣（本人・家族談）

＊家族が大切にしてくれる。
＊毎日を明るく、健康が第一。

「今日も朝、畑へ草取りに行ってきました」とにっこり。

毎日畑へ行き、できた野菜を収穫することが、みよさんの日課です。

お供は玄関先にある手押し車。その手押し車を押して畑に行ったり、家の周辺を散歩したりしています。

「おまわりさんに、『畑のベテラン先生だ』と言われています。百姓を長年続けてきたので、野菜を育てるプロだと思って、私はずっと尊敬してきました」

と、お嫁さんの八重乃さんが話す。

「毎日、今日もおばあさんが元気でおってくれますようにとお祈りするんです。おばあさんがおってくれるからこそのもん。ほんまにええおばあさんで良かった。おってくれな困る」

と、八重乃さんはみよさんへの感謝を何度も口にしました。

そんなみよさんに、長生きの秘訣は？　と尋ねると、

「やっぱり健康が第一だ」

と言います。八重乃さんからも、

「目もええ、耳もええ、痛いとこどっこもない。元気なおばあさんだ」

とお墨付きです。

「昔から感冒だ麻疹だの流行ったけど、私はひとっつもかかりませんでした」

と丈夫な体だと言いますが、今までの人生は、「凸凹の人生だった」と話します。

みよさんは、夫を若くに亡くし、女手一つで6人の子どもを育てました。

「ずっと働き詰めで、何でもしてきた。昔はみんなそうだったけど」

と控えめに話しますが、たくさんの苦労を乗り越えてきたはずです。

今も、毎日畑に行って、草取りや作物の収穫をしたり、針の糸通しを任されたりと役割がある。

「おばあさんがおってくれな困る」

と、家族からの信頼も厚い。

みよさんが、**家族にとても大切にされているのは、みよさんがこれまで家族を大切にしてきたからこそ**なのでしょう。

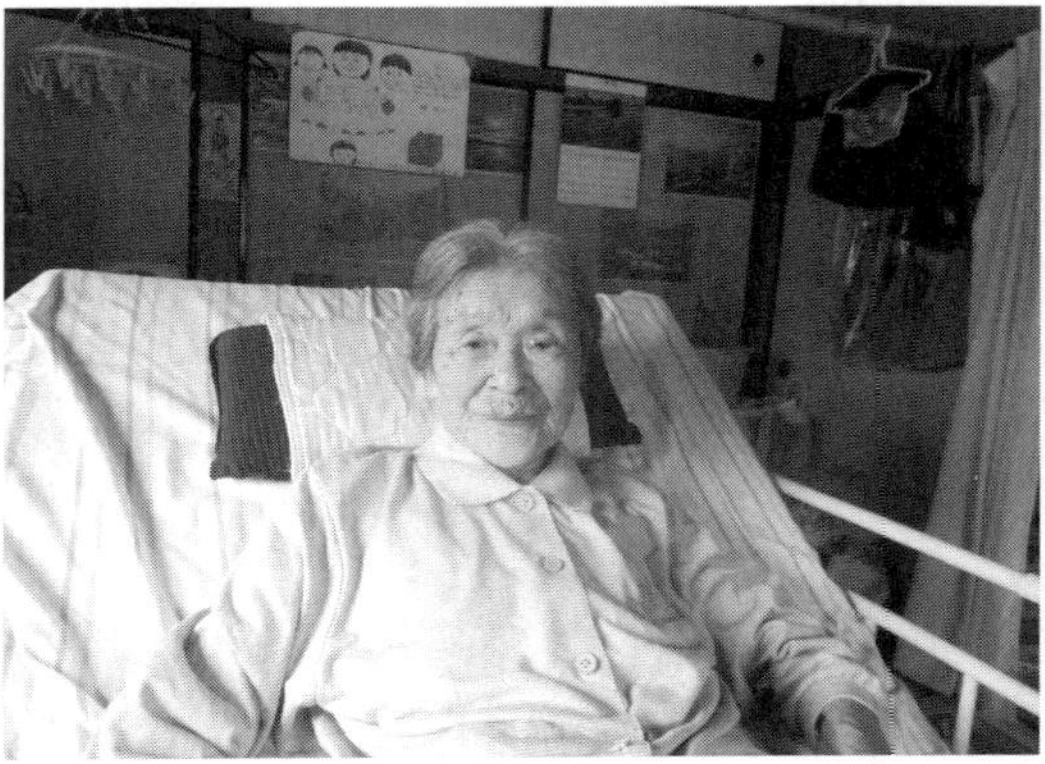

吉岡　ちいさん（101歳）

一日中歩いてもどこも痛くない。歩いてどこにでも行きました。

健康長寿の秘訣（本人・家族談）

＊ハーモニカなどの趣味を続けてきた。
＊配達業を80歳まで続けた。

ちいさんは、平成25年の入院をきっかけにベッドでの生活が主になっていますが、車いすで外に連れ出してもらったり、デイサービスで人と交流したりしながら穏やかに暮らしています。

100歳の時は、本当に元気で足腰も丈夫でした。ハーモニカを吹いたり、日記をつけたりと生

きがいとなる趣味を続けていました。

ちいさんは、運動神経がよく、昔は走るのがとても速かったそうです。選手としてよく大会にも出場していました。

勉強も得意で、いつも成績は「優」。地理や歴史は苦手だったけど……と、笑顔で教えてくれました。

勉強も運動も得意だったちいさんですが、高等小学校は中退し、ちりめん屋に勤めることになりました。その頃の思い出は、仕事中に昭和2年の丹後大震災で被災したこと。工場は潰れて、ちいさんも下敷きになりましたが、なんとか隙間から這い出して助かりました。

結婚後は、しばらく京都市内で仕事をしていましたが、ご主人が大東亜戦争で召集されたため丹後に帰省となり、それ以降丹後の地で暮らしてきました。

41歳から始めた新聞、牛乳などの配達業を夫婦で営み、雨の日も風の日も、雪の日でも自転車や徒歩で配達しました。

集金で鍛えた暗算能力は今でも健在。簡単な計算ならすぐに答えられます。配達業は自転車を相棒に80歳頃まで続けてきました。

本当はもう少し配達業を続けたかったのですが、家族の心配もあったためにやむなくやめ、また自転車に乗ることもやめました。

それからは、歩いてどこまでも出かけて行きました。ひと回り年下の近所の仲良しと山を越えて、隣町まで歩いて行ったこともあります。一日中歩いてもどこも痛くなかったし、楽しかったと語ります。

100歳の時にその記念にと、家族が近所の方に記念品を配りました。一人暮らしになってしまった96歳のおじいさんからは、100歳のちいさんの元気な姿を見て、「励みになり生きる希望をもらえた」と言ってもらえて、近所の子どもたちからはメッセージカードをもらいました。

「ちいさんの存在が、心に残っていてくれることが嬉しい。ちいさんの存在が地域とのつながりを作ってくれていることになって嬉しい」と家族の方は話しました。

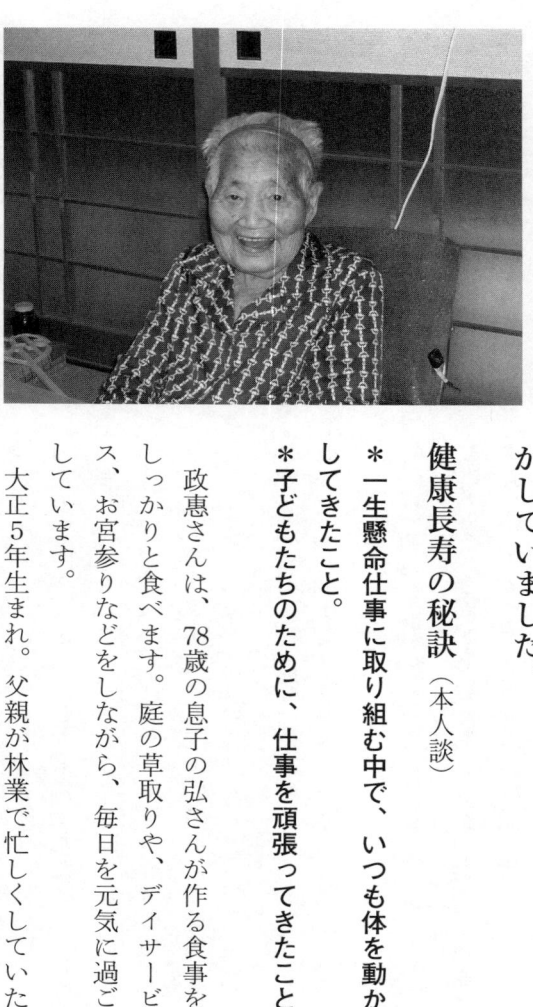

宮本　政恵《まさえ》さん（100歳）

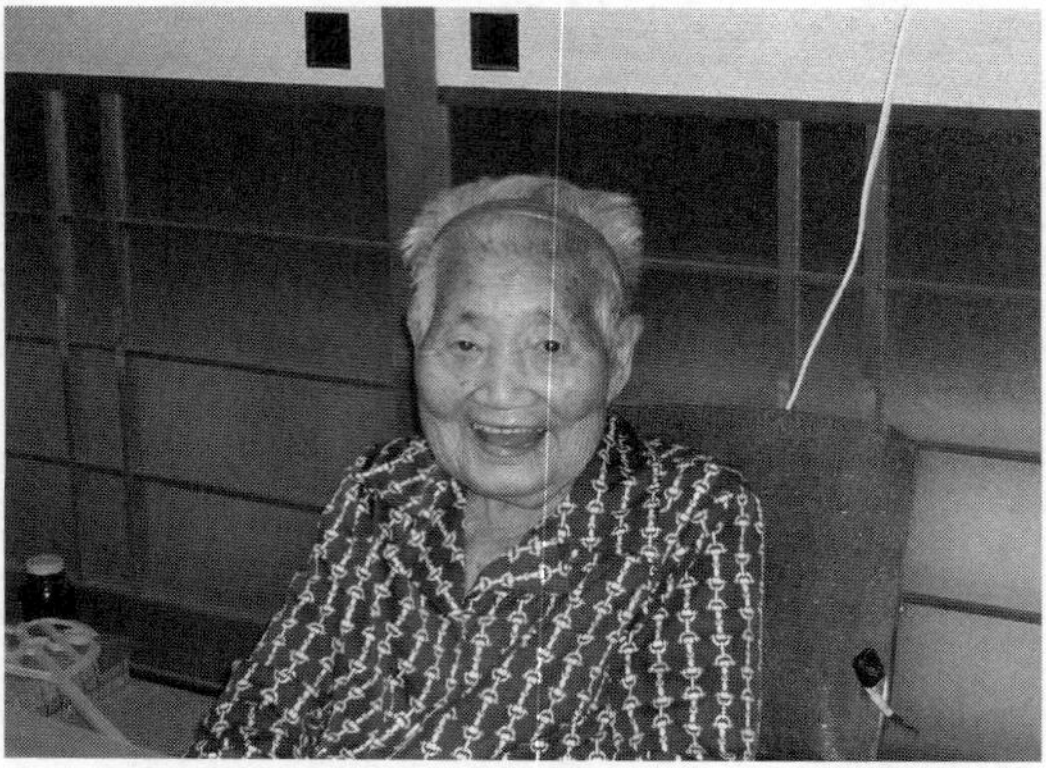

仕事に一生懸命打ち込み、いつも体を動かしていました。

健康長寿の秘訣（本人談）

＊一生懸命仕事に取り組む中で、いつも体を動かしてきたこと。
＊子どもたちのために、仕事を頑張ってきたこと。

政恵さんは、78歳の息子の弘さんが作る食事をしっかりと食べます。庭の草取りや、デイサービス、お宮参りなどをしながら、毎日を元気に過ごしています。

大正5年生まれ。父親が林業で忙しくしていたこともあり、役場への出生届はお祖父さんが提出しました。その際に誤って、お祖父さんは政恵さんを「マサミ」という名前で、性別も男で届出をしてしまったのです。尋常小学校に上がる時、実際には、性別は女で、名前も政恵ということを役場が知り、峰山にあった裁判所まで行って女であることを証明するように言われました。確認の結果、現在の名前と性別に修正してもらうことができました。

だから、政恵さんのことを、未だに「マサミ」と呼ぶ人もいます。

そんな珍しいエピソードを持つ政恵さんは、父親が林業で他町へ出かけることが多かったため、家のことを一人で頑張っていたお母さんと一緒に、農業を一生懸命手伝い、5人兄妹の長女として、父親、母親からとても頼りにされていました。

19歳で結婚して、まだ子どもが小さい時は背中に背負いながら、夫と一緒に農業に従事し、6人の子どもを立派に育て上げました。

息子の弘さんが農業を継いでからは、土木作業の仕事で、地域の方と一緒に与謝郡の方まで仕事に行ったり、スコップ片手に耕地整理の畔《あぜ》付けなどに精を出し、家計を支えました。

また、ゲートボールも懸命に練習して、地域の大会で優勝するなど、その腕前は相当なもので、今でもたまに出会った人から、「ゲートボールが上手だった人だね」と言われるくらいです。

老人会の旅行にも積極的に参加し、地域の方の話が聞けるのがとても楽しかったと言います。

93歳で足を骨折するまで、病院には一度も行ったことのなかった政恵さんは、**子どもの頃から、農業や土木作業の仕事、またゲートボールや老人会の旅行など、積極的に体を動かし、いい汗をかいて健康的な生活をしてきたことが、長生きの秘訣ではないか**と言います。

食生活も、**自分で作った野菜を中心に、好き嫌いせずしっかりと食べます。**一番好きな食べ物はお寿司で、親戚が集まる時、政恵さんのために持ち寄ったお寿司で、テーブルはいっぱいになります。

子ども6人、孫8人、ひ孫3人、みんなから愛されていることがよく分かります。

吉江　たねさん（100歳）

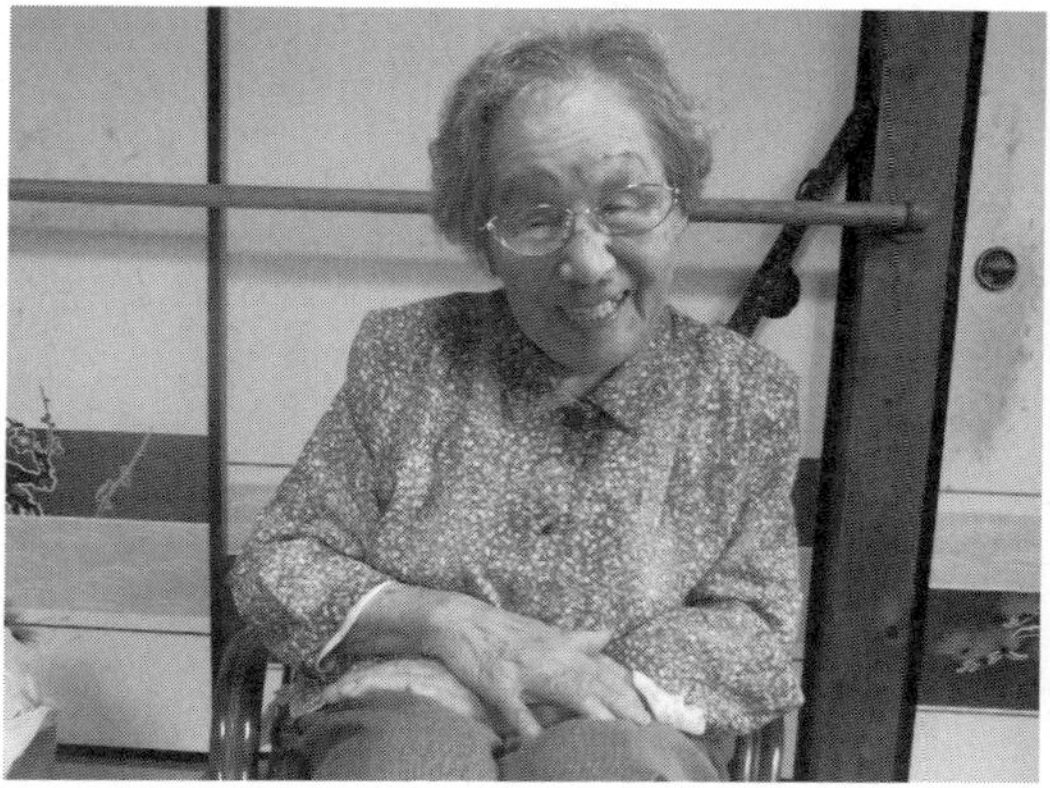

うれしいことがあったら俳句を詠みます。

健康長寿の秘訣（家族談）

＊「書くこと、読むこと」。毎日日記を書き、聖書を写している。
＊いつも前向きで、体を動かしている。
＊信仰心。

たねさんは、大正4年、4人兄妹の3人目の長女として生まれました。

高等科を卒業後、峰山の裁縫学院に入りました。

20歳の頃、自分が織った「一越《ひとこし》ちりめん」が、皇族の三笠宮崇仁親王に献上されたことは、今までの一番の名誉だったとのこと。

24歳で結婚し、4人の子どもに恵まれました。その後、ご主人の単身赴任もあり、1人で農業をしながら、4人の子どもを育て上げました。暖かい笑顔とすべてを包み込むような大きな手がそのことを物語っているようです。

今は長男夫婦と3人暮らしで、お嫁さんが毎日バランスのよい食事を作ってくれます。肉や魚が嫌いで、若い時は野菜中心だったようですが、健康を保つために今は何でも食べるようにしています。

今まで大きな病気をすることなく、薬も1種類服用しているだけで、身の回りのことも自分でできます。天気の良い日は家の周りの草取りをするなど、体を動かすようにしています。

毎日頭の体操としておじゃみ（お手玉）の投げつかみに取り組み、目標は20個失敗しないようにすることです。

「お迎えがくるまで、なるべく世話を焼かせないようにしたい」といつも前向きに生活しています。

クリスチャンのたねさんは、1年前まで毎朝峰山の教会にお祈りにでかけていました。いつもイエス様が守ってくれていると信じ、毎日、眠りにつく前にお祈りをします。

毎晩、息子さんが部屋に来て消灯してくれるそうで、家族の暖かい見守りと信仰心が心の安定につながっているようです。

元気の秘訣は、「書くこと、読むこと」で、聖書を読み、その一部を日記に書き写しています。

趣味は俳句を詠むことで、うれしかったことがあると、紙に書いて飾ります。

机の上にはこんな文言が書かれた紙もありました。

「なんとうれしい　娘の言葉　九十九坂路　後一歩なり」

たねさんの**人生の教訓は、「郷に入れば郷に従え」**。これまでの人生を成り行きにまかせ、柔軟に生きてこられたことが長生きの秘訣なのかもしれません。

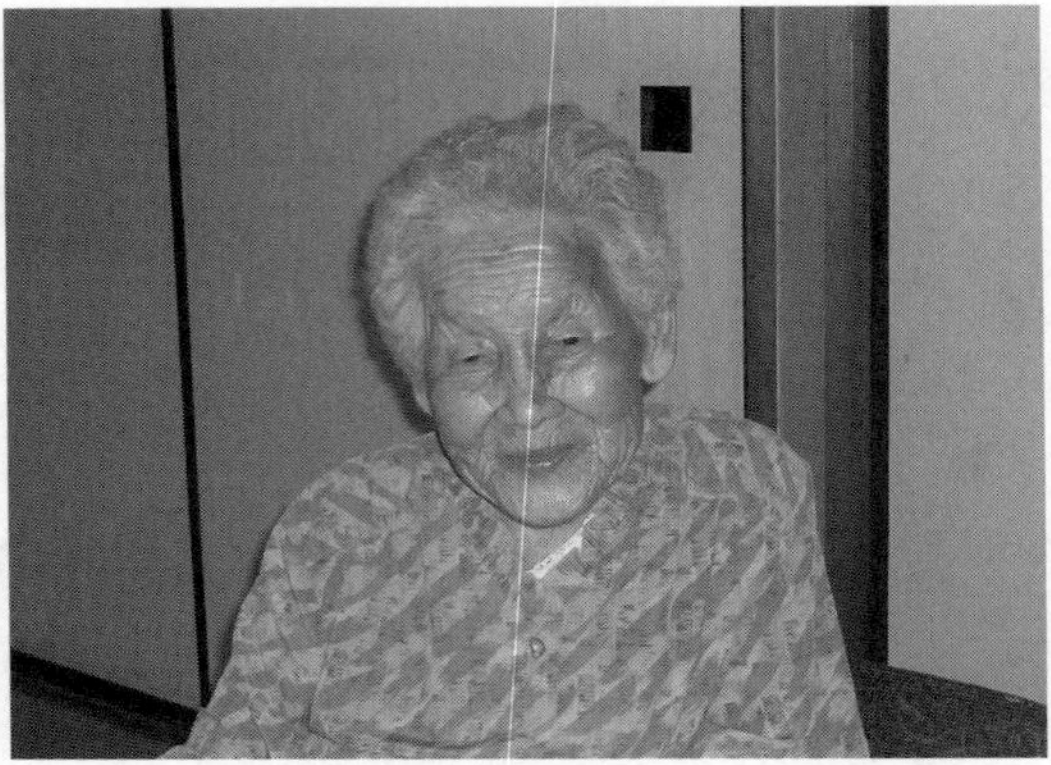

吉田　悠紀《ゆき》さん（100歳）

毎日自分でやることを考え、体を動かします。

健康長寿の秘訣（本人談）

＊くよくよせず前向きに。
＊できることは自分でやる。

悠紀さんは、100歳の現在も体を動かすことが好きで、庭の草取りや家事をこなす毎日です。

大正4年に峰山町で、弟2人、妹3人の長女として生まれました。家が商売をしていたので、毎日、妹や弟の世話をしていました。

体はあまり丈夫ではなかったのですが大きな病

気もなく、穏やかな性格のしっかり者で、何事にも一生懸命取り組みました。

家の商売で多忙なため、父母はあまり構ってくれませんでしたが、丹後大震災で、家が崩れて2階に閉じ込められた時、父親が2階の壁を砕いて助けに来てくれたことをよく覚えています。

29歳で結婚して久美浜町新庄に来て、1男6女に恵まれました。子育て、家事、農業、飼っていた牛の世話など、毎日を忙しく過ごしました。

日々やることは一杯あります。99歳で手を骨折するまでは食事を作り、畑に行っていたとのことです。現在は息子さんと2人で暮らしています。

悠紀さんの一日は、朝5時頃起きて、今日一日やることを決め、庭の草取りや家事など、できることを懸命に行っています。

また、朝夕の仏様へのお祈りは欠かしたことがありません。**テレビはあまり見ませんが、新聞はメガネなしで毎日読んでいます。**夜は11時頃に寝て、規則正しい生活をしています。

食生活は、トマトと牛乳が嫌いな以外は何でもよく食べ、腹八分目。甘いものが好きで飴が好物。肉より野菜が好きで、お酒はまったく飲まないとのこと。

性格は穏やかで几帳面。毎日家事などで体を動かし、くよくよせずに前向きな気持ちで生活しています。

悠紀さんは、**毎日自分でやることを考え、体を動かすことで、生活が継続できているのだ**と考えています。これからも日々の生活を大切に、できることは自分でやっていきたいと話してくれました。

【運動・習慣についての講評】

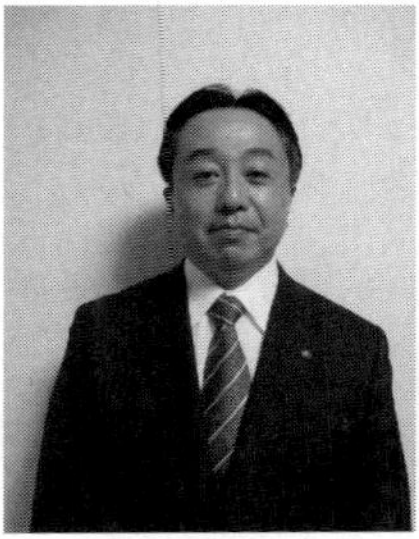

髙木智久（京都府立医科大学大学院医学研究科　医療フロンティア展開学及び消化器内科准教授）

百寿を超えられた方々の生活の様子には、長寿の秘訣が満ちあふれていて、学ぶことがとても多いと改めて実感しました。本章全般を通して、みなさんが底抜けに明るく過ごされている日常がよく伝わってきます。

運動・習慣に注目してみても、すべてのページからさまざまなことを語りかけてくれます。その中でも共通して言えるのは、

「規則正しくリズムをもって毎日を過ごす」

ことがとても大事だということです。

また、長寿のみなさんはもれなく若い頃から仕事でも日常生活でも身体をしっか

り使っておられたようです。

とても興味深いのは、幼少期は身体が弱かった方も多くおられるようで、青年・壮年期での身体活動がとても重要であることを訴えかけているように思います。

また、第一線を退いてからも畑仕事や日々の散歩など無理のない範囲でしっかり身体を動かすことが、「規則正しくリズムをもって毎日を過ごす」日常生活に織り込まれていて、身体を動かすことを今でも実践されています。

筋肉を鍛えるほどの活動ではなくても、しっかりと身体を動かすことが長寿のコツと言えます。

また、**糸通しや折り紙など細かい作業で手先をよく使うことも長寿の方に共通した日常のようで、脳の老化防止にも役立っている**と思われました。

気持ちの持ち方もとても重要です。

「日々を一生懸命過ごしてきたことが結果として長寿に繋がっている」と、多くの方が語られています。

「特別なことをしてきたわけではない」とも話しておられますが、激動の時代を経て筆舌に尽くしがたいようなご苦労が多々あった世代であるにもかかわらず、多くの方が「くよくよ考えすぎない」ようにしているのは是非とも参考にしたい点です。**あまり細かいことを気にせずにおおらかに、周囲の方とも仲良くしながら毎日を過ごすことが大切**なようです。

また、**家族や周囲の人々に感謝し、そして、毎日が無事に過ごせることにも感謝している、慎み深い感性もとても大事なこと**と感じました。

健康長寿を実践されている先達から学ぶことはたくさんあり、本章を通じて多くのコツを授けていただいています。

「くよくよ考えすぎず」に、「規則正しくリズムをもって毎日を過ごす」ことを実践し、そして、何よりその日その日を感謝しながら一生懸命過ごしたいものです。

【第三章】百寿者たちの生きがいと心に学ぶ

長寿を保つためには、身体とともにメンタルのあり様が大事になってきます。明るいことは最低限のことでしょうが、ほかにどんな精神が大事になってくるのでしょうか。

芝原　智《とも》さん（101歳）

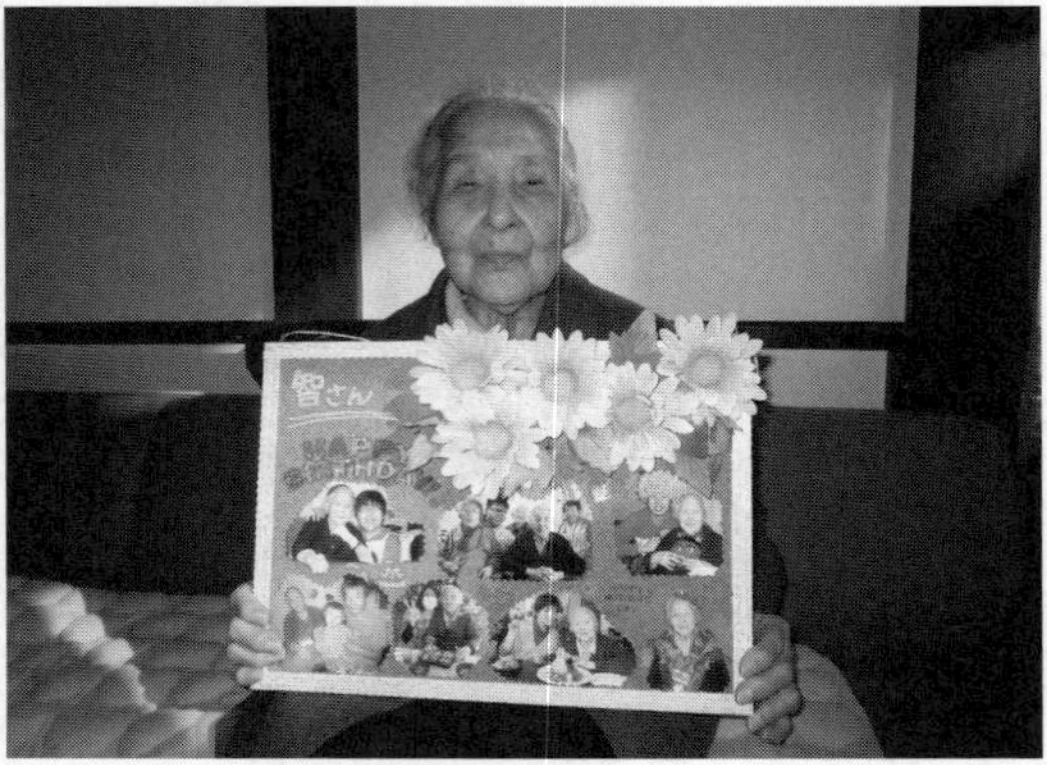

わたしの元気の素は、家族と周囲の人たちの愛です。

健康長寿の秘訣（本人談）

＊「食べること」を大切にする。
＊90歳まで家事を続けたこと。

北海道の滝川市で生まれた智さんは、ずっと京都に憧れていました。20歳の頃、いとこに連れられ京都に〝上洛〟を果たします。

尋常小学校、高等小学校、職業学校、洋裁学校と高学歴です。8人姉弟の一番上の長女で、お父さんは司法書士、弟たちも司法書士や会社社長になるなど、家庭的には大変恵まれていました。

お母さんもとても優しく、家のことはすべてお母さんが行い、怒ることがない人で、大好きだったそうです。

お母さんは、8人もいる子どもが、「食べることに卑しくなってはいけない」と、毎日おやつを持ってきてくれました。

本当に幸せな子ども時代を過ごしてきました。

お父さんは60歳くらいで亡くなりましたが、お母さんは100歳近くまで生きました。

京都は思っていたような街だったそうです。生活の拠点は上賀茂で、思い描いていた素敵な生活を送りました。

洋裁ができた智さんが、授産所で働こうと応募した時に夫が一目惚れして、結婚に至ったとのことです。夫は市役所社会課に所属し授産所で働いていました。

夫の両親の体が不自由になってから、夫のふるさとである京丹後市に帰省し、一緒に生活をしてきました。

丹後での生活は、仕事を欠かすことができず、足踏みミシンで夫の背広や学生のセーラー服、雛人形の着物などの裁縫をしながら、仕事と家事を両立させてきました。90歳まで一人で家事をこなしてきました。

もっとも悲しかったことは、娘が親より先に亡くなったこと。

「とても悲しい出来事ですが、これも運命とあきらめるしかないです。そうでないと悲しいばかりだから……」

夫は施設でお世話になり、目も見えなくなっているようですが、「面会に行くと私のことがよく分かり、『智』と名前を呼んでくれます」と嬉しそうに話します。

子どもたちも近所に住み、とても大切にしてくれます。今こうして元気に過ごせているのは、家族と「ないきの家」(小規模多機能型居宅介護施設)のおかげとのことです。

パスタや焼きそばが大好きで、今は、「ないきの家」から外食に行くのをとても楽しみにしています。

「先日もイタリア料理店まで行ってきました。あそこのパスタがとってもおいしかったわ」と、娘さんのようにはにかみながら話してくれました。

とても幸せな家庭でずっと過ごし、今でも桜の花のような清楚でかわいらしい雰囲気を感じさせる智さんは、おしゃべりが大好きなお嬢様の面影を保っていました。

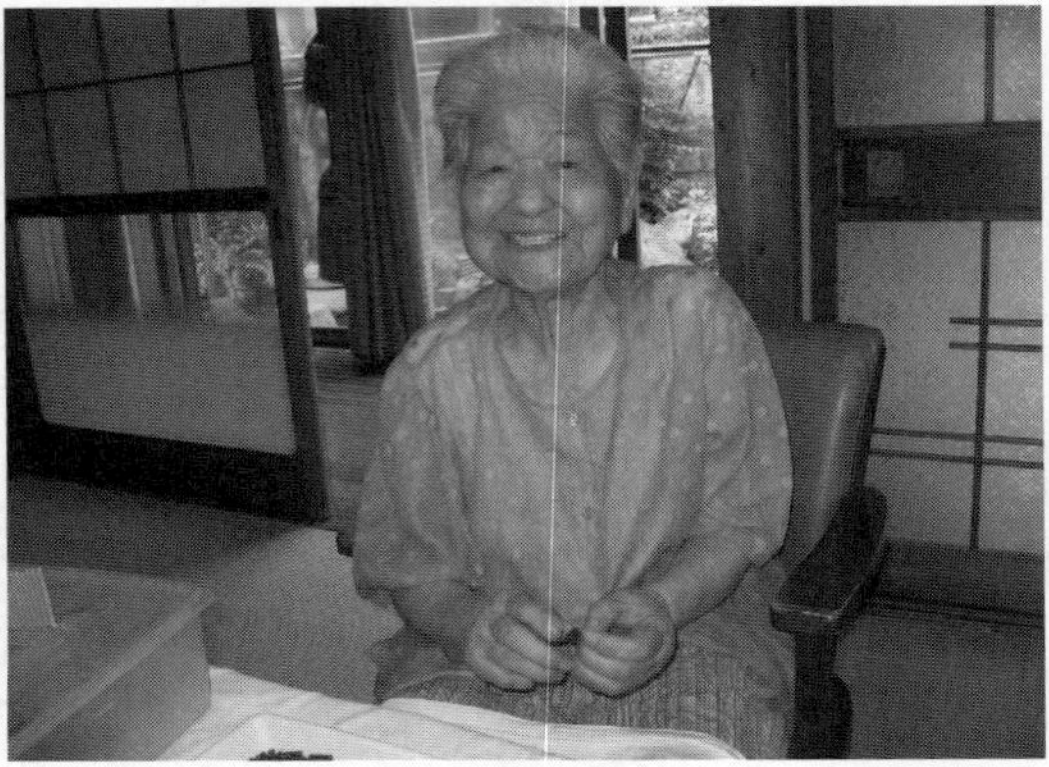

藤井　久子さん（100歳）

今も現役！　毎日、内職に励んでいます。

健康長寿の秘訣（家族談）

＊一生懸命働く。
＊人とのつながりを大切にする。
＊何でもおいしく食べる。

弥栄町の野間で生まれた久子さんは、走ることが大好きです。小学5年生の時の与謝郡陸上大会では、「1位で走っていたのに、ちょっと横道にそれたから2位になった」と悔しそうに話します。

学校を卒業してからは、弥栄町鳥取の織物工場に住み込みで働き、機織りを習い、いろんな織物を織ってきました。

機織りを数年続けて、その後、結婚。博打が好きな夫とは長く続きませんでした。長女、双子の長男と次女、その下にも2人の子どもをもうけましたが、子どもたちが小さい時に離婚します。当時の生活は苦しく、長女と一緒に下の子どもたちを育てるために、一生懸命、無我夢中で働きました。

女手一つで子どもたちを食べさせていくために、大変な苦労をしてきたそうです。色が白くふくよかで、顔のしわが少ない久子さんは、とても100歳には見えず、若い頃の苦労も感じさせません。今は次女と一緒に生活し、70歳から始めた内職では、とても器用にプラスチックを組み立てます。

5～6年前に白内障の手術をしたので、目はよく見え、針の糸通しもできるとのことです。娘さんは、「久子さんがいるから内職が続けられ、大変助けられている」と話します。

久子さん自身も、「内職をすることで気持ちもまぎれ、娘の助けになることがうれしい」と言います。

昔から**人とのつながりを大切にし、いろんな人との交流を大事にしてきました。**目の前には、写真と手作りメッセージや作品が所狭しと、たくさん並んでいます。

玄関を飾る花は、昔からの知り合いが定期的に持って来るそうです。好きな食べ物も持って来てくれて、**どんなものもおいしく食べています。**

喧嘩しっぱなしだけれど、娘さんと一緒に生活し、間違えることなくできる手仕事が長寿の秘訣のように思えてなりません。

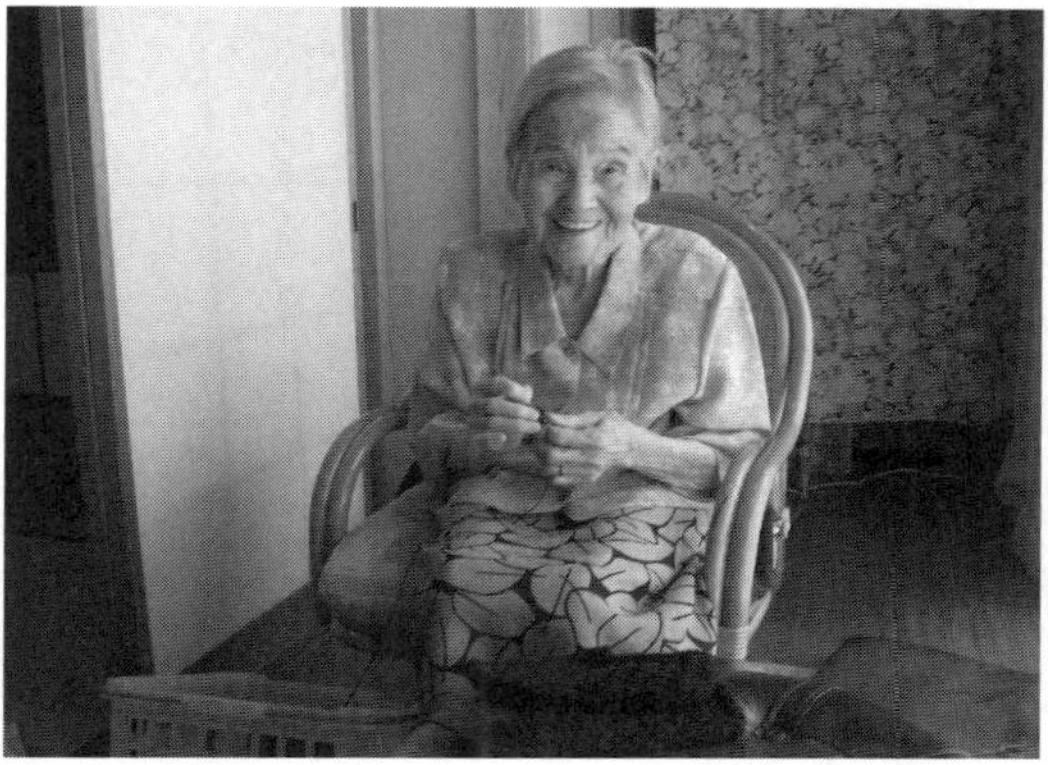

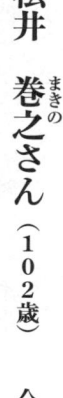

松井　巻之《まきの》さん（102歳）

今の楽しみは、道行く人に挨拶すること。

健康長寿の秘訣（本人談）

＊海で泳いだり、海藻と魚をたくさん食べたこと。
＊いろんな人と交流する。
＊自分本位でなく、他人のために行動する。

宮津市（京都府）日置で生まれ、子どもの頃は海にしょっちゅう行っていました。学校から帰ったら、腹ごしらえをして海にまっしぐら。夕方まで海で泳いで過ごしました。

学校では、5キロメートルの遠泳を、私とあと一人の女子だけが泳ぐことができたのです。もう一人の子は、ぽっちゃりタイプで海に浮くけど、私は体格が小さく浮くのが大変でした。

いつもおじいさんが勉強を教えてくれて、海にも連れていってくれました。おじいさんは船を持っていたので、獲ってくれた**海藻や魚をたくさん食べた。とても丈夫な体になった**のはそのおかげでしょうか。

病気もけがもせず、いつも元気で過ごし、学校を休むことはなかったです。体は小さかったけれど、「小粒でピリリと辛い」、そんな子どもでした。

小学校の高等科を卒業してからは、看護婦見習いとして個人医院に住み込みで働きました。診療の介助や薬の調合など、何でもやりました。

見習いとしての働きはしっかりしたもので、腕も認められて大きな病院から誘われましたが、恩のある個人医院を辞めることもできず、看護婦になる夢をあきらめました。とても悔しかった。

結婚してからも働いて、手術の介助もしたので、1週間泊まり込むこともしょっちゅうでした。

ちょっとおとなしい夫と68歳からゲートボールを始めました。90歳までは、ゲートボールに夢中でした。

自慢は、80歳代に自衛隊のチームとゲートボール大会をしたこと。対戦した自衛隊チームの主将に向かって、「分かっていると思うけど、年寄りを大切にしないとね～」とひと言。みんなが大爆笑しました。

結果は敗戦でしたが、とっても楽しかった思い出です。

チームプレーが楽しくて、みんなと一緒に競技するのが大好きです。今は個人プレーが多く、相手をいたわる気持ちが少なくなってきているような気がします。自分本位はだめです。

今の楽しみは、道行く人に声をかけて挨拶をすること。朝は、「行ってらっしゃい。がんばって！」。夕方は、「お帰り。お疲れさん」と声をかけます。こちらが声をかければ、みなさんが話しかけてくれます。

子どもたちや若者、年齢を問わず多くの方とお話しするのは、とっても楽しいです。

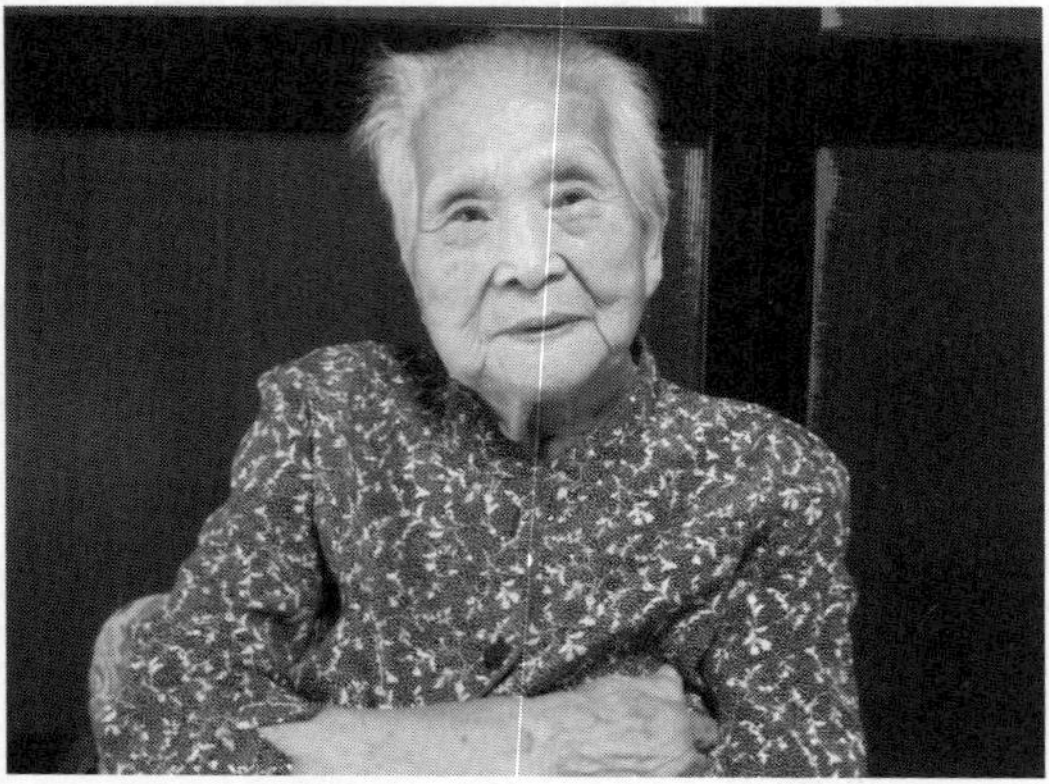

小《こ》石《いし》原《はら》　米《よね》さん（100歳）

駄目なことは駄目と割り切って、前だけを向いて進む。

健康長寿の秘訣（本人談）

＊くよくよしない。

＊趣味を楽しむ。

米さんは幼少の頃から働き、家庭を助けてきました。常に前向きな姿勢は、人間的な強さを感じさせます。

兄2人、姉1人、妹1人の5人兄妹。

父親が10歳の時に亡くなります。家計が苦しくなったので、学校から帰るとカバンを置いてすぐに、子守りの奉公に出る日々でした。

修学旅行に行くお金がなかったので、おばあさんが頑張って縄を作り、それを売って費用を工面してくれました。

旅行先の京都で初めてバナナを食べて、甘くてとても美味しかったので、おばあさんに買って帰りました。この時食べたバナナの味は今でも忘れられないそうです。

学校卒業後は10年ほど機織りの仕事をして、23歳の時に結婚しました。嫁ぎ先は織物業を自営する機屋で、使用人を20人、女中も数人雇っており、従業員のご飯の準備、機織りの手伝い、育児と、忙しい毎日を過ごしました。

育児中にリウマチを患い、それ以降、痛みに耐えながら機織りを続けました。米さんは、「食べて行くためには、痛いと言ってはいられない」という思いで、必死に働き家族を守ってきました。

戦時中で機織りが出来なくなった時期は、草鞋《わらじ》の鼻緒を縫ったりして稼ぎ、食料を確保しました。そんな米さんだから、今でも子どもさんたちがよく遊びにきてくれますし、困った時もすぐに駆けつけてくれます。

「家族が近くにいるから安心できる」と米さんは嬉しそうに話します。

親を小さい頃に亡くしたので(母親も15歳の時に他界)、酒もタバコもやらずに健康に気をつけたそうです。100歳を迎えましたが、今まで大きな病気をしたことはありません。

歯を大切にしていて、特に夜は歯磨きを入念にします。

そんな米さんの長寿の秘訣は、**「よくないことがあっても引きずらない。駄目なことは駄目と割り切って、前だけを向いて進むこと」**と言い、自身のことを「諦めがよい」と話します。

その言葉からは、様々な困難にぶつかりながらも乗り越えてきた米さんの強さを感じます。

食べ物は好き嫌いなく何でも食べ、中でも甘いものが好きなようです。料理も好きで、少し前に米さんが茶わん蒸しを作って家族に振舞われたそうです。

特技は編み物。ショール、セーター、座布団など色々と見せてくれました。素敵な柄です。有り難いことに、黒いモダンな柄のショールを1つプレゼントしてくださいました。
米さんは「世間にでるなあ」と、笑顔を浮かべていました。

【生きがいと心についての講評】

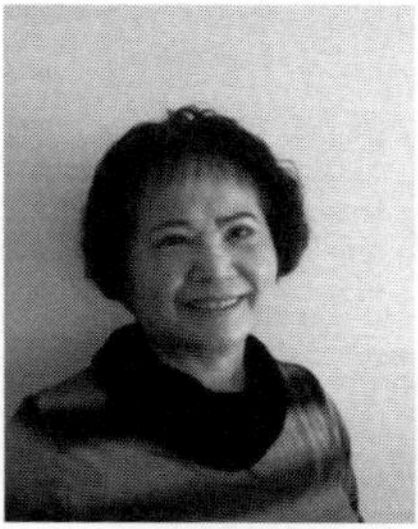

冨澤公子（立命館大学衣笠総合研究機構客員研究員、博士〔経営学〕）

100歳を超えた人生の重み、生きる技（ノウハウ）や潜在能力を開花された人生、命を長らえてこそ得られる人生の悦びなど、それぞれに素晴らしい人生の歩みに寄り添いながら、読ませていただきました。

そこには、人生途上の様々な悲しみや悦びの経験が精神的土壌となって、人生哲学ともいえる叡智が形成されています。

百寿の今でもできる部分は自分で行うという自律心と選択的な生き方、できない部分は周囲に委ねるという意志力があります。

そして何よりも、信頼できる家族や周囲の人々の温かい声援に支えられ、子や孫、ひ孫との交流があり健康長寿を楽しんでおられます。

そういう姿が共通にみられ、生きること、長生きすることの素晴らしさを学ばせていただきました。

過去には、貧困や戦争で大切な家族を失った体験、食糧難での子育て、過酷な労働環境のなかで、前向きに一途に努力されたこと。そして90歳の頃まで、農作業や和裁の技術などを生かし現役で働かれたこと。100歳を超えた今も、多くの方が身近なことで役割をもっておられ、家族の洗濯物をたたむ、庭の草むしりをする、家庭菜園で野菜づくりをするなど、家族や地域に貢献されています。

毎日の生活も前向きで、新聞を読むこと、日誌を書くこと、俳句や短歌を詠むことなどの楽しみが語られ、ゲートボールやデイサービスはおしゃべりや交流を楽しむ場となっています。

人生後半からの学びも意欲的で、高齢期から習った華道と茶道で教える立場になった方、85歳を過ぎて木工や家庭菜園、90歳で短歌で全国入賞されるなど、長くなった高齢期は新たな人生や新たな才能が花開く時期となっています。

近年、元気で活動的な高齢者・超高齢者・生涯現役の百寿者の登場で、65歳以上を一律に高齢者、即衰えていく者としての認識が改められつつあり、老いの成熟さや多様性が注目されてきています。

例えば近年の研究では、長寿の要因に占める遺伝的要因は25％程度で、残りは生活スタイル（つまり、食生活・運動・前向きな心）と言われています。

また、高齢期後半は身体機能は低下しますが、幸福感は高齢期前半より高まる傾向（エイジング・パラドックス）が明らかになっています。

このような要因の一つに、加齢に伴う価値観や世界観の変容から到達する精神的な次元の発達（老年的超越兆候）が注目されています。

本書に登場された方々は、まさしくそのことを説得的に証明されています。

家族に支えられ長生きを謳歌する百寿者は、地域にとっての生き字引きであり経験や技を次世代へ引継ぐ地域の公共財です。世阿弥の「風姿花伝」にあるように、若い生命の持つ華やかな「時分の花」から、枯れても人間の本質として咲き続ける「まことの花」となったといえる存在ではないでしょうか。

【第四章】百寿者たちが実践する食生活の秘訣

京丹後市には海もあり山もあります。この地域が健康面で注目されている最大の理由は、住民が食べている日常食にあります。１００歳を超えた方たちへ、食の聞き取り調査をしてみました。

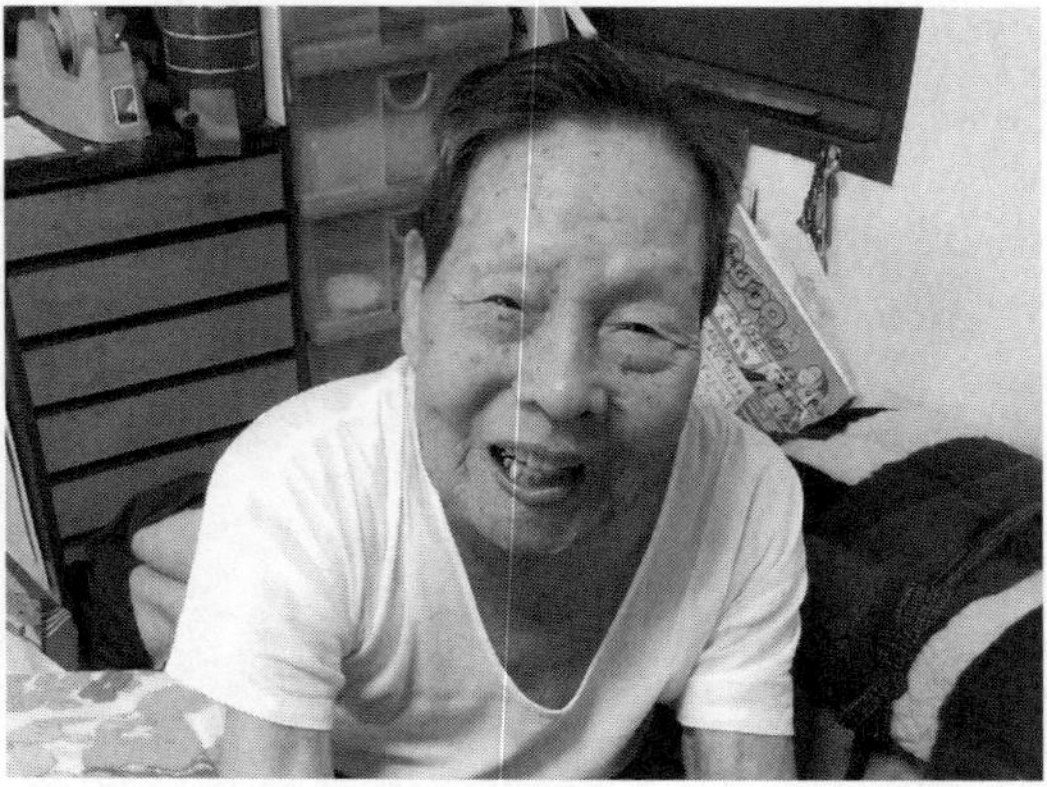

河野《こうの》　義《ぎ》一《いち》さん（101歳）

何でも噛める強い歯で、お肉もおいしく食べられます。

健康長寿の秘訣（本人談）

＊歯磨きは朝晩2回。
＊足裏のマッサージ。
＊野菜作り。

今日まで自然にまかせて生きてきたら、100歳を超えていました。
長生きしたいと思っていましたが、100歳を迎える目標を達成できたことはとても嬉しいことです。

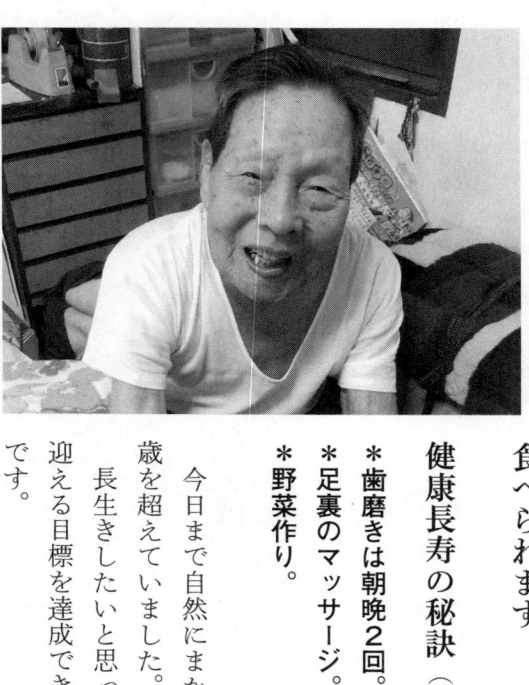

１００歳を過ぎた今でも思い出されるのは、母のことです。私が8歳の時に、母は病死しました。一番母恋しい時期だったので、毎日泣いていました。

人前で泣くことは恥ずかしいので、風呂に入っている時に、一人、母を想っては泣いていました。母への思いは今でも忘れられません。

若い頃は戦争で食料がないので、とても苦労しました。配給で配られたイワシやタラは傷んだもので、今ではとても食べられないような状態でしたが、生きていくために何でも食べました。

食べることについては、とてもひどい状況でした。今、何でも食べられることが、とてもありがたいです。

現在は、ご飯は自分で炊いていますが、おかずは娘に用意してもらっています。出されたものは何でも、腹いっぱいになるまで食べています。夜はビールを飲むことも楽しみの一つです。

自慢できることは、上下20本も自分の歯が揃っていることです。歯磨きは朝晩2回で、他に気を付けていたことはありませんが、持って生まれた歯の力だと思います。

そのおかげで、**固いものでもよく噛め、好物の肉もおいしく食べられます。固いものほどおいしいです。**１００歳過ぎても自分の歯が揃っているのは、１００人に１人もいないのではないでしょうか。

もう一つの自慢は、医者にかかっていないことです。**寝る時間、起きる時間、畑仕事と習慣を崩さず、自然のままに暮らしてきたことが今につながっていると思います。80年間続けていることに、足裏のマッサージがあります。自分で作った木の棒を使って、硬くなっているところを刺激しながらほぐしていると、全身の血の循環がよくなって気持ち良くなってきます。**

これを毎晩寝る前に行っています。そのおかげもあり、夜もよく眠れています。

食糧事務所に定年まで勤めながら、百姓もしてきました。今も家の近くの畑で農作物を栽培しています。じゃがいもやたまねぎ、なすびなど何でも作るようにしています。

家族や親戚のためになると思って畑仕事を続けています。百姓で鍛えた体力があるので、今まで元気でいられたのだと思います。

目もよく見え、耳もよく聞こえます。丈夫な体であることは、本当に幸せです。これからも、欲を出さず、自然のままに暮らしていきたいと思っています。

勢野《せの》　満寿《ます》さん（102歳）

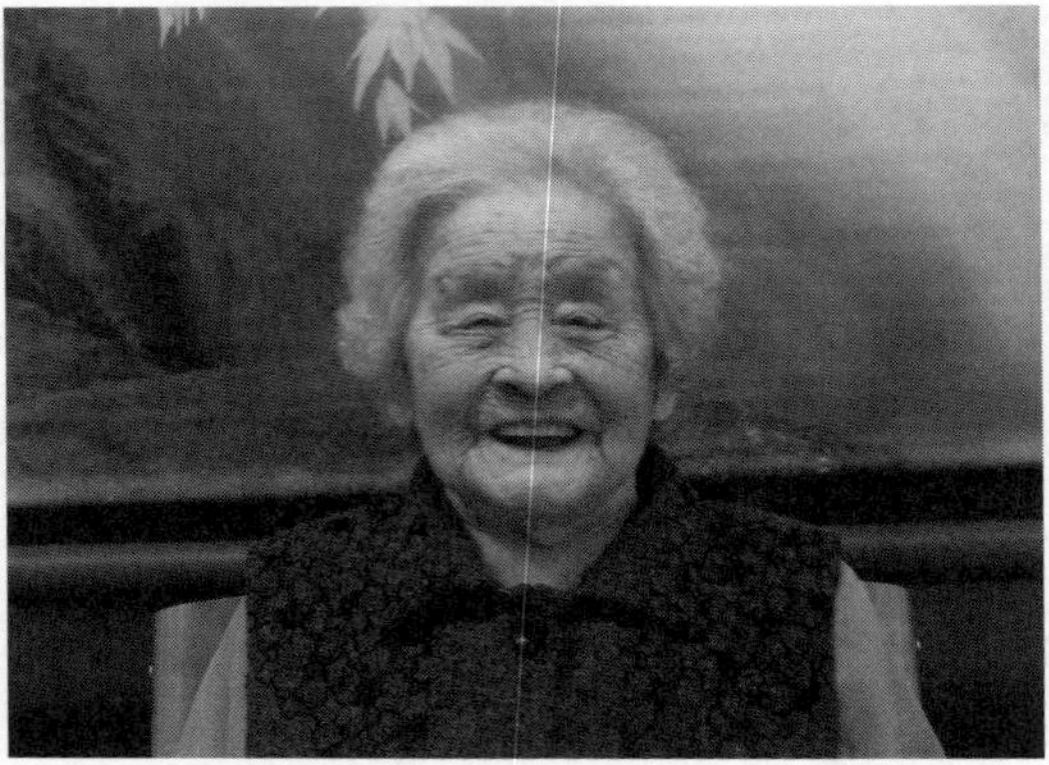

家族みんなで囲む食卓が好きです。

健康長寿の秘訣（家族談）

＊毎朝、ご先祖にその日の息災を祈念し、無事を感謝する。
＊頑張りすぎず、しかし味にはこだわり、夫婦・家族で仲良くうどん店をやってきたこと。
＊油ものや肉や魚、野菜、穀物など何でも好き嫌いなく美味しく食べること。

久美浜湾に注ぐ栃谷川《とちだにがわ》に架かる十楽橋のほど近く、「あったり　なかったり」の愛称を持つ勢野うどん店があります。創業は昭和4年、現在で3

代目です。

吟味した材料で作るムチムチと弾力がある自家製麺と、こだわりの昆布だしがきいた人気のうどん店です。

「あったり　なかったり」の愛称は、2代目（満寿さんのご主人）の時、手間ひまかけて作る麺は、その日に作ることができる量が限られ、売り切れとなってしまうことも多かったため、お客さんの言った「ここのうどんは、あったり、なかったりだな」から付けられたといいます。

満寿さんは、3代目の息子さん夫婦と孫の4人で暮らしています。ここに嫁いだのは昭和10年、ご主人の一目惚れだったそうです。

以来、ご主人とお店を切り盛りしてきました。夫婦円満、持ちつ持たれつ、70年連れ添ったご主人は、白寿を迎える目前に、平成19年に98歳で亡くなりました。

長寿の秘訣は何ですかと尋ねると、

「好きなことをさせてもらっとります。デイサービスに行くのが楽しみですわ。そこに行けば知り合いが来とるし、ようけ話もできる。

秘訣って大したことはしとらんけど、ものごと気にせんこと、くよくよせんことかな」

満寿さんは、毎週火曜日と金曜日は、近くのデイサービスに行きます。近所に話ができる人がだんだん少なくなってきたようで、少しさびしい表情を見せました。

満寿さんに食べ物の話を聞くと、

「天ぷらが好きだし、肉も好きで小さく切って食べとります。野菜も麺類も食べとります。パンやお好み焼き、焼きそば、たけのこも好きだな。パンにハチミツをのせて食べるのも美味いですな。

若い頃は酒も好きでよく飲んでましたわ。お嫁さんの美智子さんが、料理上手で美味しくいただいとります。家族みんなで一緒に食べとります。大事にしてくれますし、感謝しとります。幸せです」

家族と毎日、一緒にご飯を食べることが何より嬉しいようです。

中西　正子《まさこ》さん（１０１歳）

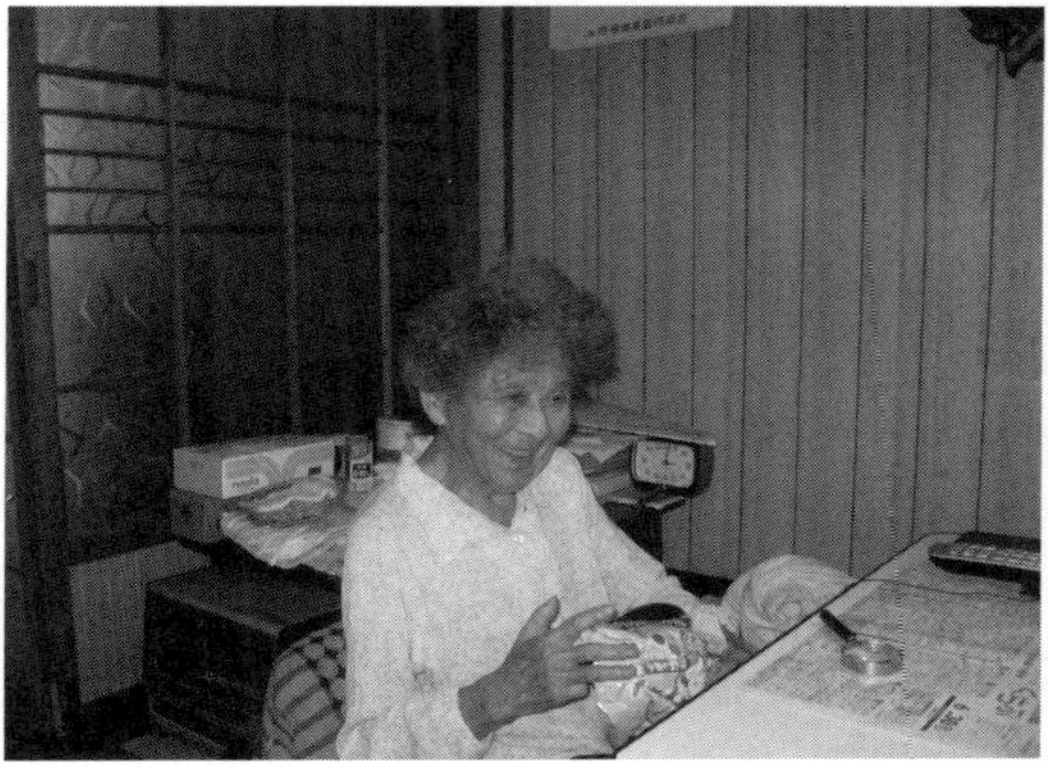

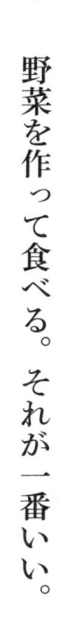

野菜を作って食べる。それが一番いい。

健康長寿の秘訣（本人・家族談）

*野菜と魚の煮つけを中心とした食事。
*決まりを守って規則正しく生活する。
*すべて自分のことは自分でする。
*毎日畑に行く。
*夜はぐっすり眠る。

正子さんは、今まで生きてきた人生について、「平々凡々だった」と話します。

正子さんの日課は、毎日畑に行くこと。家から400メートルほど離れた畑で、丹精込めて作った野菜を収穫することに幸せを感じています。畑から帰ってきた正子さんは、とても充実した、清々したような表情をしていると、家族は話します。

5人兄妹の末っ子で育った正子さんは、娘時代に、いったん都会の会社で働きました。その後、結婚をして、子育て中には農業中心の生活をしていました。

戦時中、夫は戦争に行ってしまい、畑を耕す道具もなく、何もかも一人でしなくてはいけませんでした。家族によると、

「戦争が終わると娘を出産しました。育児と畑を同時にこなしてきた時代が一番大変だったんじゃないか」

そんな大変な時代があったにもかかわらず、体を壊すことなく元気で過ごしてきたのは、丈夫な体に生んでくれた両親のおかげと振り返ります。

小さい頃から病気をせず、今でも、病院にはまったく縁がなく、風邪をひいても数日で治ってしまう丈夫な体です。兄や姉たちも、80歳代、90歳代まで生きたとのことです。

そんな正子さんですが、母親を11歳で亡くし、姉に育てられたといいます。「姉が

いたからこそ今がある」そうです。

実は、苦労の波をたくさん経験しているにもかかわらず、「平々凡々」と言ってのけてしまう大きな懐の持ち主でもあります。

正子さんは、遠慮がちに、

「昔はみんなそうだった。決まりを守って、規律正しく生活してきた」

と健康の秘訣を明かしてくれました。

決まりを守り、きちんとした生活を当たり前に送ってきました。自家製の野菜と好きな煮魚を中心に食事を3食きちんととり、毎日畑に行って体を使い、夜はぐっすり眠る。

細かいことでくよくよせず、しっかりと意見を言って後はこだわらない。これこそが、正子さんの長寿の秘訣のようです。

かぼちゃとさつまいもが大好きな正子さんは、買い物に行くと必ず買うおやつがあるそうです。それは野菜を使ったスナック菓子。野菜が好きな正子さんは、やはりおやつも野菜が主役のものを選ばれるようです。

缶の中からその袋を出し、無邪気な笑顔を見せてくれました。

中西さんの食生活

◆3食きちんと食べ、好き嫌いはなくバランスよく食べている。
◆元気の源は、かぼちゃとさつまいもの煮物。
◆塩分を控えめにしている。
◆家族との食事を楽しみながら、地元の食材を食べている。

食調査結果

◆日常食
主食　ご飯（100グラム／食）、朝は食パン1／2枚
主菜　豆腐、豆の煮物、煮魚、牛乳
副菜　野菜の煮物（かぼちゃ、さつまいも、じゃがいも、白菜など）、味噌汁

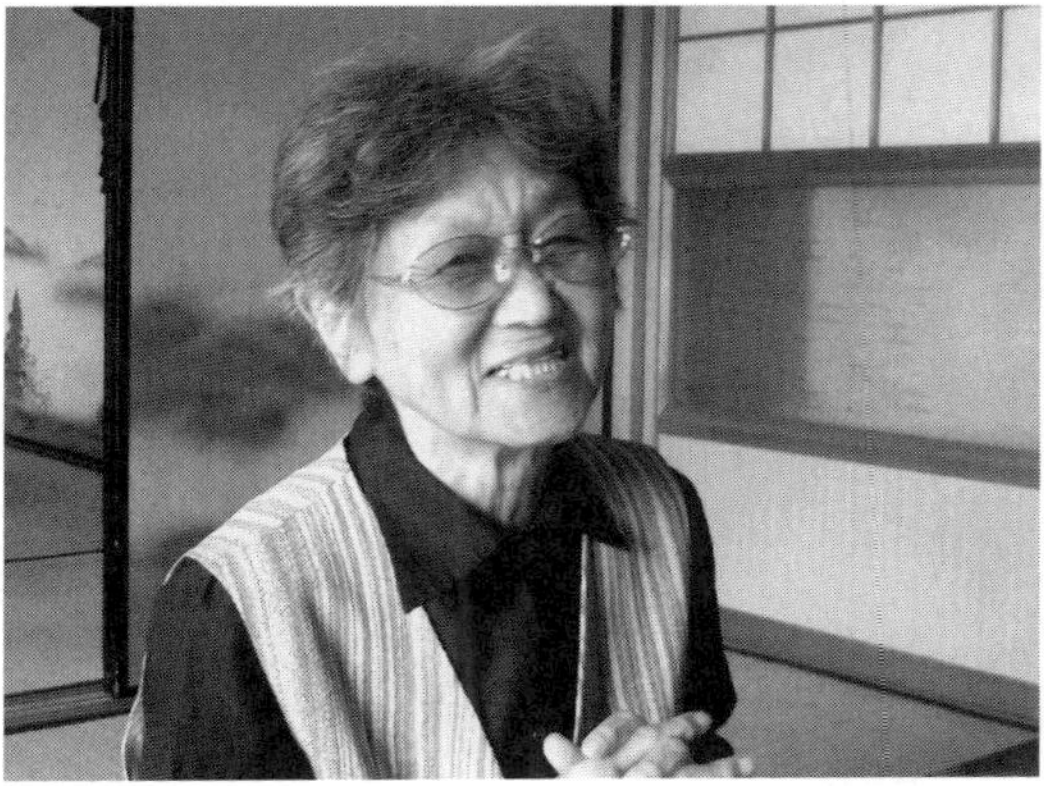

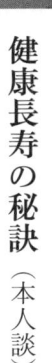

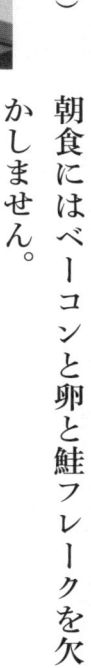

堀　静子さん（100歳）

朝食にはベーコンと卵と鮭フレークを欠かしません。

健康長寿の秘訣（本人談）

＊畑作りと散歩。
＊おしゃれに気を使うこと。
＊姿勢に気を付けること。

小学校卒業後、静子さんは女学校や洋裁学校で学生時代を過ごし、19歳で学生結婚をしました。嫁ぎ先は、多くの従業員を雇う大きな織物屋です。住み込みの職人、通いの職人や、家族など大勢の食事を作りながら、自分自身も織物業に携わってきました。

商売の良かった時期と悪かった時期をともに経験し、苦労も絶えなかったけれど、丹後地方の伝統産業を守り続けてきました。

60歳を過ぎてからは、新しいことに挑戦しようと、ちりめん生地の染色を始めました。80歳頃からはスカーフの染色に取り組み、100本以上作ってきました。同じ柄のものは一つもありませんでした。

スカーフは大変好評で、「売ってほしい」と言われることもありました。外出する時は必ずスカーフを巻いて、おしゃれに気を使います。

文字書きが上手だと家族に褒められ、毎年、年賀状の宛名を毛筆で書いています。

日課は、畑作りと近所の散歩です。敷地内の畑で季節の野菜を育てています。家族に食べてもらうことが励みです。

散歩は、歩く距離は短くなりましたが、杖を持たずにしっかりと歩くことができます。姿勢よくいるために、肩を前に落とさないように、常に気を付けています。

もう**何十年も続けている「こだわり」は、朝食に決まって、自分で収穫した野菜を**

食べることです。その野菜のなかには、ベーコンと卵と鮭フレークの3種類を必ず混ぜて調理をしています。

この3種類を選ぶ理由は、どの季節でも求めやすく、肉・卵・魚を揃って摂ることができるからです。

家族は、「自分でちゃんとしたい意思が強く、考え方が前向き。近所の人は『静子さんみたいになりたい』と言っている」と話します。

静子さんは、次のように結びました。

「無能な人間で恥ずかしいという気持ちもありつつ、生きている限りは、元気でいられるようにしたいと思っています」

池田　春雄さん（１０３歳）

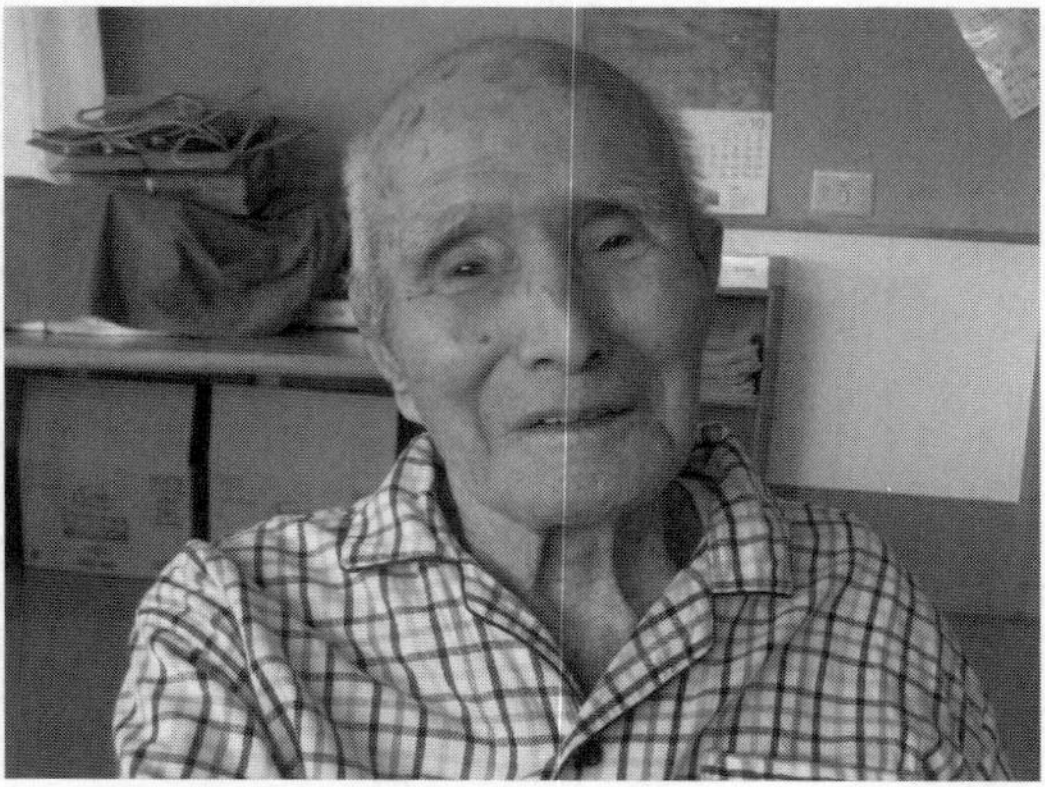

腹八分目で、おいしくても食べ過ぎない。

健康長寿の秘訣（本人談）

＊新鮮な魚を食べること。
＊氏神様を拝むこと。

春雄さんは4人兄弟の3番目です。

幼少の頃は近所の友達とめんこや鬼ごっこをして遊び、畑仕事や田んぼの手伝いもしました。

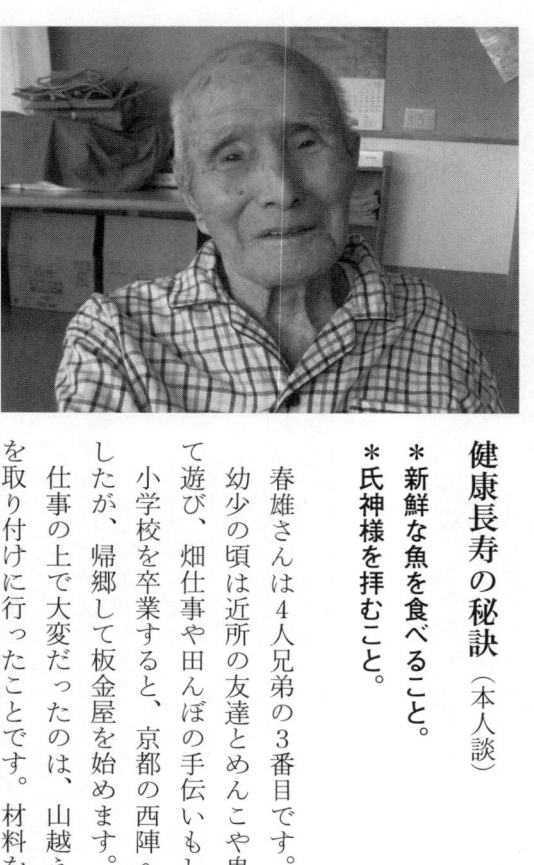

小学校を卒業すると、京都の西陣へ奉公に出ましたが、帰郷して板金屋を始めます。

仕事の上で大変だったのは、山越えをして雨樋を取り付けに行ったことです。材料を抱えながら山越えをするので、体への負担がとても大きかったそうです。

泊まりがけになることもあり、道中にあった親戚の家に泊まらせてもらったり、余った材料を置かせてもらうこともありました。

親切なお客さんが、仕事後で疲れているだろうと泊めてくれたことがありました。その際、夕食で食べた手打ちそばが大変美味しかったそうです。

28歳の頃に結婚し、奥さんの支えもあって、板金屋の仕事は88歳になるまで続けました。仕事は、「穏やかに一生懸命に頑張った」とのこと。夫婦喧嘩をすることもなかったそうです。

退職後は90歳になるまで、畑仕事や夫婦でゲートボールをして楽しみました。読書が好きで、少し前までは歩いて図書館に行っていました。

食生活では、父親が漁師だったので、小さな頃から毎日新鮮な魚の刺身を食べていました。

「刺身なしでは、ご飯は食べない」

春雄さんは笑ってそう話します。

肉も野菜も好き嫌いなく何でも食べ、自家製の野菜と、味噌、豆腐などもよく食べました。腹八分目で、おいしくても食べ過ぎないように気をつけています。

春雄さんの日課は、家の近所に祀ってある氏神様を拝むことです。幼少の頃から100歳になるまで、約100段の石段を上ってお参りに行きました。今は石段の下から拝んでいます。

戦争に行って空襲に遭った時、砲弾が飛んでこないようにと何度も氏神様を拝みました。戦争から帰ってきた時は、すぐにお礼参りに行きました。しんどい時、嬉しいことがあった時、いつも心の中に氏神様がいました。「氏神さんの加護で生かされている」と春雄さんは話します。

スポーツ観戦が好きで、今はテレビで相撲や野球をよく見るそうです。好きな力士を聞くと、「強い人が好き」だそうです。

春雄さんは物腰が柔らかく、一つ一つの質問に対してしっかりと答え、とても誠実さを感じさせる人です。

「家族が大切にしてくれます」とにこやかに話してくれました。

池田さんの食生活

◆父親が漁師だったので、毎日新鮮な魚やイカなどをお造りにして食べていた。
◆自家製の野菜、味噌、豆腐などを食べた。
◆間食はほとんどしない。
◆トマトは毎日食べる。
◆おいしくても食べ過ぎないように気をつけている。

食調査結果

◆日常食
主食　ご飯（150グラム／食）
主菜　煮魚、豆腐、おから、煮豆、お造り
副菜　味噌汁、野菜の煮物、トマト、りんご、梅干し、浅漬け

新谷　とよ五《ご》さん（105歳）

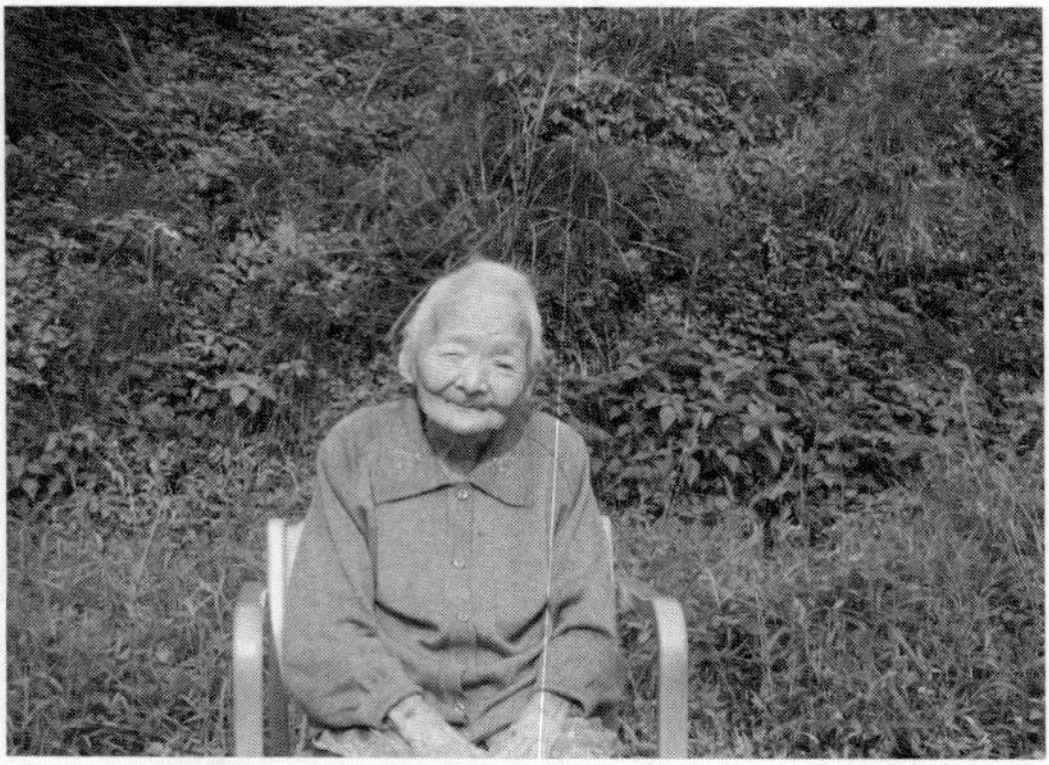

好き嫌いをせずに、腹八分目。

健康長寿の秘訣（本人談）

*怒らないこと。
*趣味を楽しむこと。
*畑仕事を頑張ること。
*野菜中心、腹八分目。

とよ五さんは、5人兄妹の末っ子として育ちました。

5番目の子どもだったので、「とよ五」と名付けられましたが、女の子なので「とよ子」にして欲しかったそうです。

幼少期は家族からとてもかわいがられ、4人のお兄さんたちについて回って、たくさん遊びました。体も元気で、畑仕事も手伝いました。

「尋常小学校しか出ていません。私は、勉強があまり好きじゃなくて、学校は嫌い」

とよ五さんは、そのように笑いながら言います。

食べることは大好きで、何でも食べました。いつも麦ご飯を食べていましたが、何かのお祝い事には白ご飯が出るので、その時はとても嬉しかったそうです。

小学校を卒業してからは、百姓、養蚕など、家の手伝いをしました。結婚して子どもを6人授かりましたが、うち3人を亡くすなどして、苦労も多かった。

とよ五さんはとても穏やかな性格で、近所の方とも仲が良く、

「けんかだけはせん方がいい。怒らないことが幸せの秘訣」

と話します。

100歳頃まで畑仕事を続けており、野菜が大きくなるのが楽しみで、そこにやりがいを感じていました。

とよ五さんは、好き嫌いをせず何でも食べました。**小さい頃から胃腸が丈夫で、食**

べ過ぎることはなく、腹八分目を心がけ、それが長寿の秘訣だそうです。**食べるものにはとても気を使い、血液の流れが良くなるように酢の料理を作ったり、牛乳もよく飲みました。**そのためか、転倒しても骨折することもなく元気でした。

103歳までは、2階に自室を持ち、毎日家族の洗濯物をたたむなど、家の中での役割もしっかり持っていました。

医者にかかることもなく、薬も飲まない人でしたが、昨年冬に入院した後は、寝たり起きたりの生活になりました。

今は、デイサービスに行くことが楽しみです。趣味は編み物で、ポーチやストールなど何でも編みます。

「毛糸を持ってきてくれたら、何でも編みますよ」と言ってくれました。寒い時期にはマフラーを編んで、近所の方に配り喜ばれています。

とよ五さんに「幸せですか?」と尋ねると、「娘が大切にしてくれるから嬉しい」とにこやかに返しました。

新谷さんの食生活

◆小さい頃から胃腸が丈夫だったが、食べ過ぎることはせず、腹八分目を心掛けている。
◆地元の食材を使うことが当たり前だと思っている。
◆間食はせず、3食きちんと同居の娘家族と一緒に食べている。
◆家でとれた野菜や豆類をたくさん食べる。

食調査結果

◆日常食
主食　ご飯（80グラム／食）
主菜　煮魚、おから
副菜　切干大根、野菜炒め

第二章（42ページ）で紹介した小國みよさんに、食生活について詳しく話を聞いた。

小國　みよさん（108歳）　3食欠かさず、何でも食べる。

小國さんの食生活

◆朝食は午前7時30分、昼食は正午、夕食は午後6時と、決まった時間に3食欠かさず食べる。
◆間食はほとんどしない。
◆野菜中心のおかずで、何でも食べる。

食調査結果

◆日常食
主食　ご飯（150グラム／食）
主菜　豆腐、煮魚、煮豆

副菜　野菜の煮物、梅干し、大根の甘酢漬け

第二章（45ページ）で紹介した吉岡ちいさんが再び登場。どんな食生活を送っているのか。

吉岡　ちいさん（101歳）なんでも美味しいです。

吉岡さんの食生活

◆毎日決まった時間に、3食欠かさず食べる。
◆間食はほとんどしない。
◆野菜中心のおかずで魚を好んで食べる。
◆家族と一緒に食事をすることが楽しみ。

食調査結果

◆日常食
主食　ご飯（100グラム／食）、朝はパン1枚（6枚切り）

主菜　刺身、煮魚、黒豆、豚肉と野菜の煮物、卵、牛乳、ヨーグルト
副菜　野菜の煮物、旬の野菜のおひたし

第二章（39ページ）で紹介した吉岡新資さんは、その食生活も信念に基づいていた。

吉岡　新資さん（103歳）いわしの缶詰は欠かさない。

吉岡さんの食生活

◆畑で作った野菜を毎日食べる。
◆魚が好きでよく食べる。
◆毎日、いわしの缶詰、梅干し、とろろ昆布、らっきょう、にんにくサプリを食べる。

食調査結果

◆日常食
主食　ご飯（150グラム／食）、朝は食パン1／2枚
主菜　いわしの缶詰、卵、煮魚
副菜　野菜の煮物、とろろ昆布、梅干し、らっきょう

【食生活についての講評】

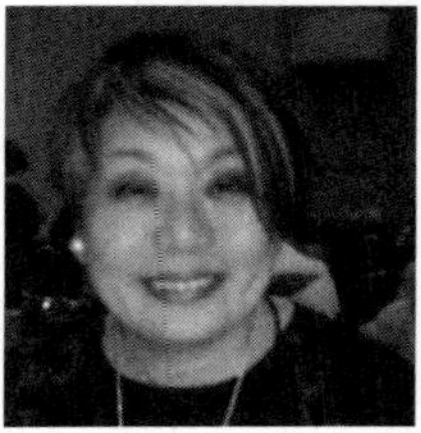

前田佳予子（武庫川女子大学教授・保健衛生学博士）

わが国の高齢化は世界に類をみないほどのスピードで進行しています。平成26年9月12日の厚生労働省の発表では、100歳以上の方は、5万8820人で女性は5万1234人（全体の約87％）と報告されていますが、すべての100歳以上の方が元気で長生きというわけではありません。生活習慣病や認知症などで、入院や施設での入所や在宅で寝たきりの方が多くいらっしゃる中、京丹後市はたっしゃな100歳以上の方（百寿者）が多い街です。

今回、京丹後市では、長寿の秘訣が「食生活」「運動」「生きがい」にあるのではないかと考え、全国の百寿者の食生活等との共通点は何なのかを追究するために、北は北海道帯広市から南は沖縄県在住の37人の百寿者の方々（京丹後市からは14人）の食生活等についての取材が行われました。

この取材にご協力された方々の食生活状況を、（1）食のこだわり（2）栄養バランス（3）食事の状況（4）食欲に分けて評価しました。

その結果、

（1）食のこだわりでは、食事にでたものは残さない、自分に合った味付け・大きさ、自家製の野菜や多くの野菜をたくさん食べると答える方が多い。

（2）栄養バランスでは、肉、魚、大豆製品、野菜をバランスよくとることを心がける。

（3）食事の状況では、大半の百寿者の方が好き嫌いなく3食きちんと食事をとり、一口30回以上から100回ぐらいよく噛んで食べていると答えた方が多かった。

（4）食欲では、腹六分目から腹八分目と答える方が多く、なかにはお腹いっぱい食べ、かつ夜はビールを飲むことが楽しみと答えられた方もおられました。

また、37人の百寿者の方のなかには、上下20本も自分の歯が揃って朝晩2回の歯みがきが日課と答えられた方がおられたことに驚き、感激しました。

これらが長寿の秘訣と考えられます。

百寿者の方の大きな特徴として、みなさん、「しっかりとよく嚙むこと」「歯を大事にする」と答えられています。咀嚼《そしやく》能力が高いことは食品選択の幅を広げ、また、しっかり咀嚼することにより唾液分泌や味覚などの機能的な障害（飲み込みにくさや味の分かりにくさ）がなく栄養状態も良好であると言えます。決して粗食ではありませんでした。

そして、何よりもみなさん明るく、スローなマイペースで楽しみを持ち、前向きであることが分かりました。言い換えれば、ほどほどにおいしいものを食べて、ほどほどに元気でボケることなく生きられたら万歳！　でしょうか。

今回の調査において、百寿者の方々は、ご自分に合ったクオリティ・オブ・ライフを高められていることを学びました。

【第五章】「京丹後市」百寿者の食生活

100歳を超える方の食事を調べてみました。調査に協力してくれたのは京丹後市在住の37人の方たちです。

百寿者の食生活について、京丹後市在住の37人に、保健師と管理栄養士が訪問聴き取り調査を行いました。

その結果、百寿者の食事は、海・山・畑の幸など、風土が支えた「京丹後の食」により、幼少期から体の基礎となる栄養がしっかり摂れていることが分かりました。

百寿者の食生活調査結果

調査概要

百寿者の食生活をライフステージに分けて、幼少期から現在までを調査しました。

1. 調査対象者　１００歳以上の方で、本調査に協力していただけた方37人（男性9人・女性28人）
2. 調査方法　保健師・管理栄養士による訪問聴き取り調査
3. 訪問期間　平成25年4月15日～5月9日
4. 調査項目　①食生活調査　②食材調査　③食品調査

調査結果

①百寿者の食生活調査結果

食事の回数は1日3回で食欲があり〔94％（17／18人＝18人のうちの17人、以下同）〕、楽しく食事をしている〔94％（17／18人）〕。また、好き嫌いはなく〔87％（13／15人）〕、ほとんどの方が食生活に満足しています。（以上は、37人のうちで聴き取りができた人数です）

日常食

ご飯／魚／豆腐

野菜の煮物／酢の物／白和え／漬物

行事食

ばら寿司／巻き寿司／赤飯・おこわ／ぼたもち

魚／刺身／茶わん蒸し／酢の物／煮しめ

食生活において、どのようなことが良かったと思うか？（複数回答）

偏食せず食べていた	19人
3食規則正しく食べていた	18人
地域の産物や、郷土食、旬の食材を使うようにしていた	16人
食べ過ぎないように気をつけていた	12人
家族との食事を楽しんでいた	12人
魚をよく食べていた	11人
栄養バランスのよい食事をしていた	7人
塩分を摂り過ぎないように気をつけていた	7人
その他 ・野菜をしっかり食べる・よく嚙んで食べる　・好きなものを食べる ・腹八分目にする　・しっかり量を食べる・水分をしっかり摂る	22人

②百寿者の食材調査結果

- 地元でとれる魚を幼少期から現在まで食べ続けている。（図1－2）
- 幼少期から多種類の豆を多く摂取している。（図1－3）
- 藻類を様々な調理法で食べ続けている。（図3）
- 山菜類の摂取が多い。（図4）
- 種実類の摂取（特にごま）が多い。（図5）
- だしはほとんどの料理に煮干しを使用している。（図8）

◀

たんぱく質、カルシウムをはじめ、様々なミネラルがしっかり摂れている

◀

百寿者は、幼少期からしっかりした身体の貯えができている

●たんぱく質

一般的に、日本人はたんぱく質が不足しがちだが、百寿者は幼少期からしっかりとたんぱく質が摂れていた。

幼少期から現在まで、魚類・豆類によるたんぱく質の摂取が特に多い。

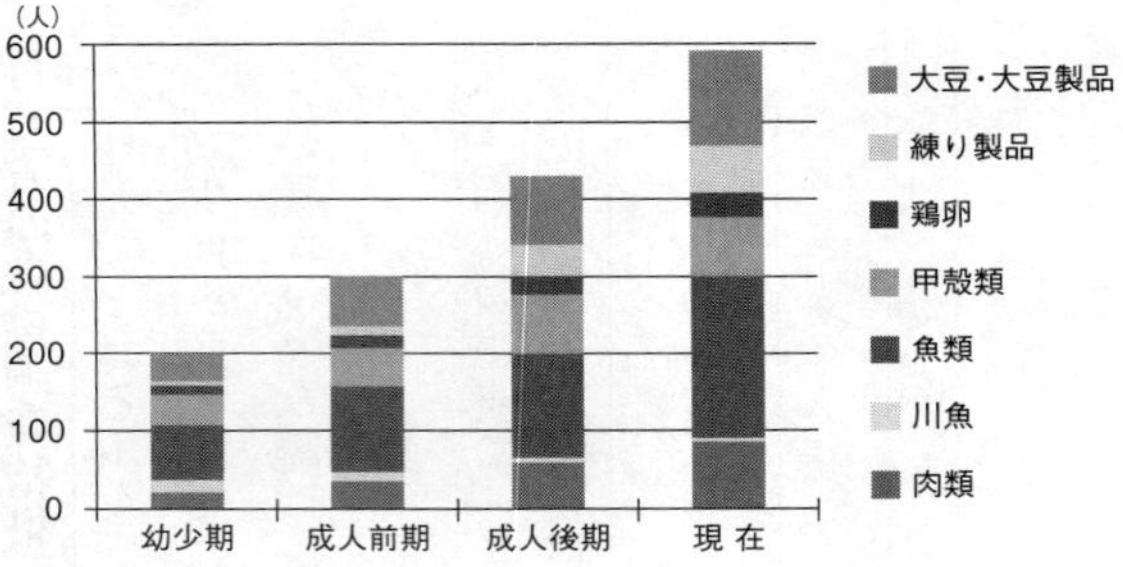

図１　たんぱく質摂取状況

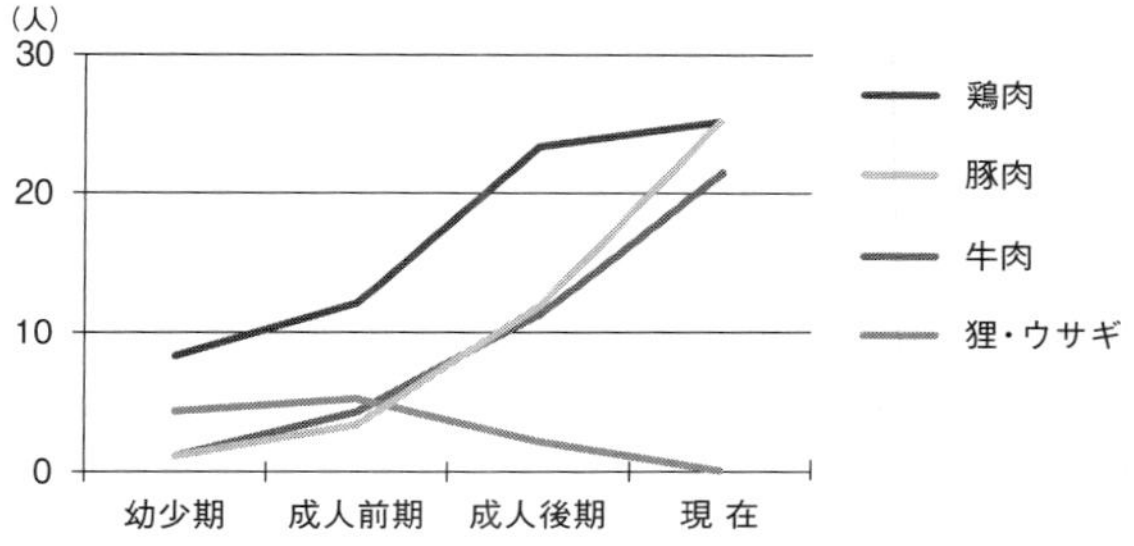

図1－1　肉類摂取状況

●肉類

鶏肉はご馳走として、狸やウサギは獲れた時に食べていた。

エピソード

○自宅で飼っている鶏が卵を産まなくなったら、鶏肉にして食べた。

鶏肉は、他の肉に比較してビタミンAが多く、鶏卵のアミノ酸組成と同じで栄養価が高い。

●魚類

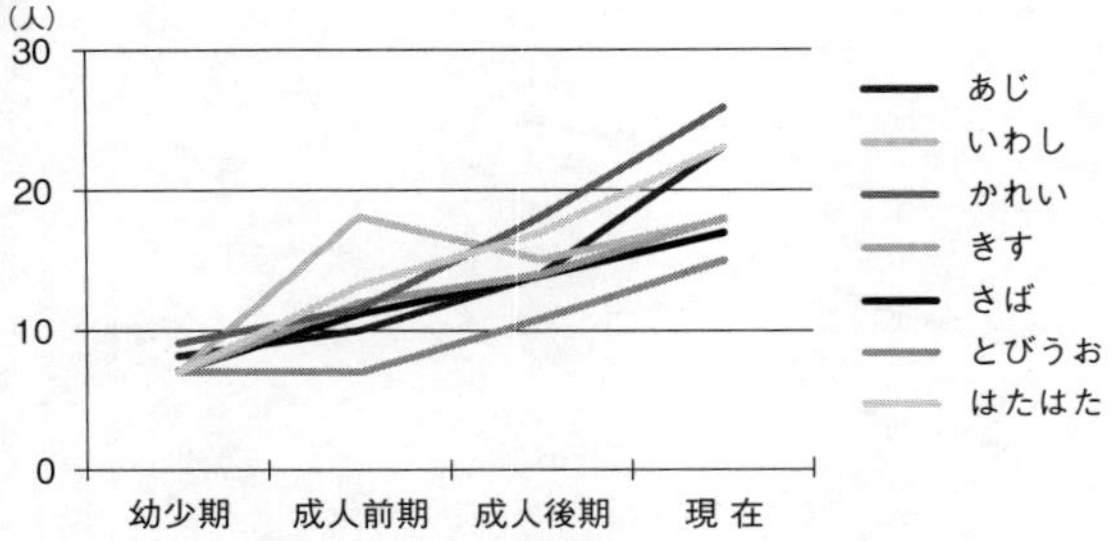

図１－２　魚類摂取状況

たくさん獲れた魚は、塩漬けや干し魚にして保存し、焼いたり煮たりして食べていた。

エピソード

○間人《たいざ》で水揚げされた魚を、毎日、行商の人が売りに来て、煮付けにして食べた。

○貧しくて生魚が買えず、煮干し（にしん）を購入していた。

> さばやいわしには、ＩＰＡ（イコサペンタエン酸）・ＤＨＡ（ドコサヘキサエン酸）が多く含まれる。塩漬けによる肉、魚、魚卵などの保存法は、肉質を傷めず水分活性を下げるので、短期保存法として適している。

●豆類

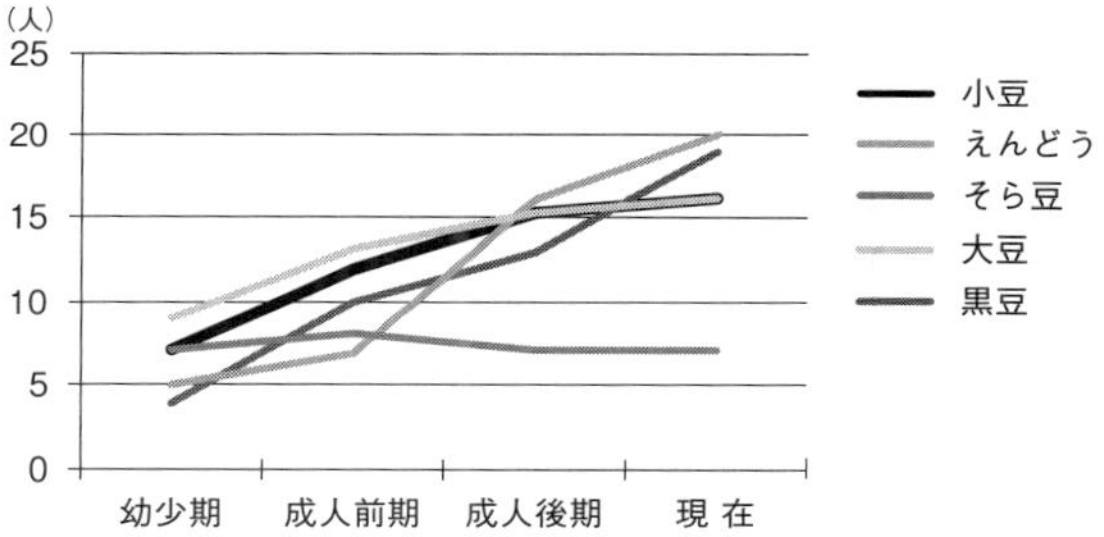

図1－3　豆類摂取状況

丹後の土壌と寒暖のある気候風土が、美味しい豆を作った。

多種類の豆を作り、味噌・しょうゆを手作りし、保存や加工をして食べている。

豆腐は各家庭で手作りし、日常はもちろん、正月前など行事毎に親戚が集まって大量に作り、さまざまな料理で食べた。

小豆は、植物性たんぱく質の供給源として適し、食物繊維や、ビタミンB群も多く、疲労回復効果がある。
大豆は、血圧降下作用や、血清コレステロール濃度低下や、骨粗鬆症予防効果がある。

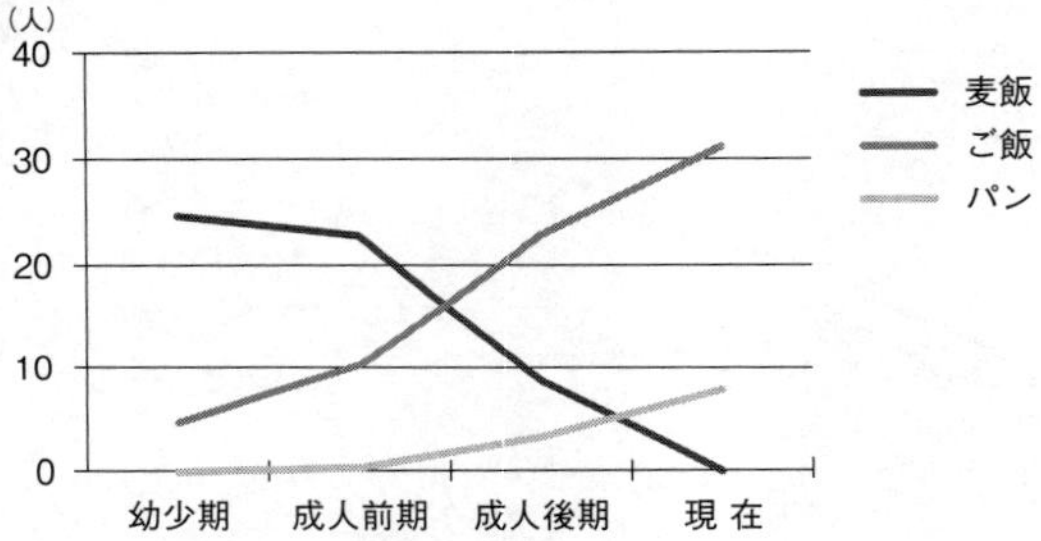

図２　穀類摂取状況

麦のみの麦飯や、雑穀米、大根飯、むしこ飯などから、白米へ変化している。

エピソード

○できたての米ぬかは炒って、ご飯にかけて食べることを長年続けていた。

米飯は、高でんぷん質・低脂肪で、米飯を主食に、たんぱく質の主菜、野菜料理の副菜と組み合わせると、栄養のバランスがとりやすい。
麦は、カリウムが多く含まれ、血圧降下作用がある。麦に多く含まれる不溶性食物繊維は、消化吸収されにくく、便秘の解消に役立つ。

●藻類

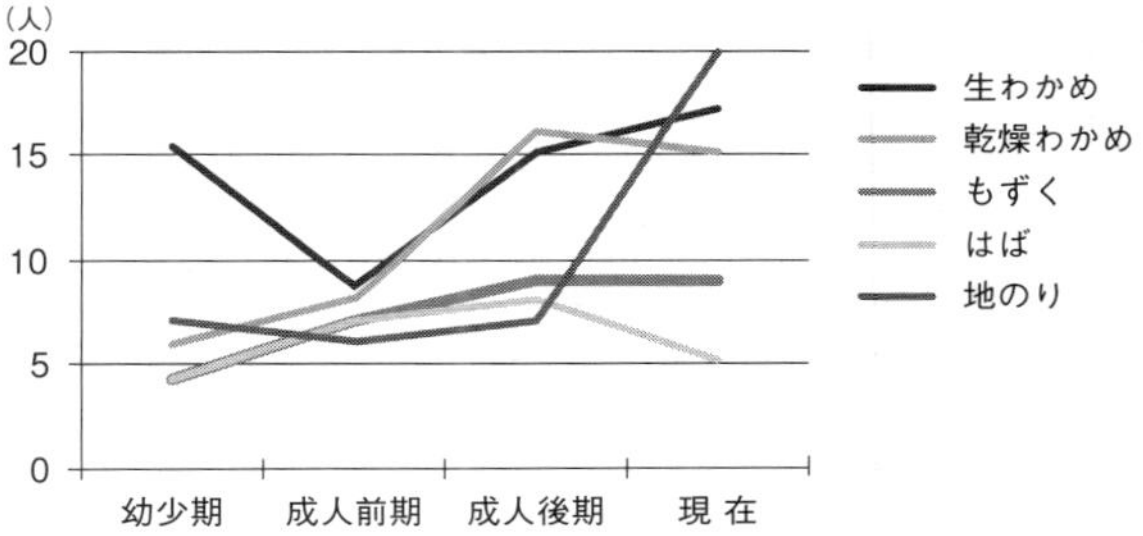

図3 藻類摂取状況

生のものから乾燥や塩蔵で保存したものまで、さまざまな調理法で食べ続けていた。いつでも使えるように、屋根裏などに保存していた。

エピソード

○現在も自分で天草からところてんを作っている。

○板わかめは、おやつだった。

> のりには、約40%のたんぱく質が含まれる。これは大豆のたんぱく質に匹敵する。しかし、一度に食べられる量が限られる。
> わかめのたんぱく質は、良質のアミノ酸を含む。
> 乾燥わかめは、カルシウムを多く含み、リンとのバランスも良好である。

●山菜類

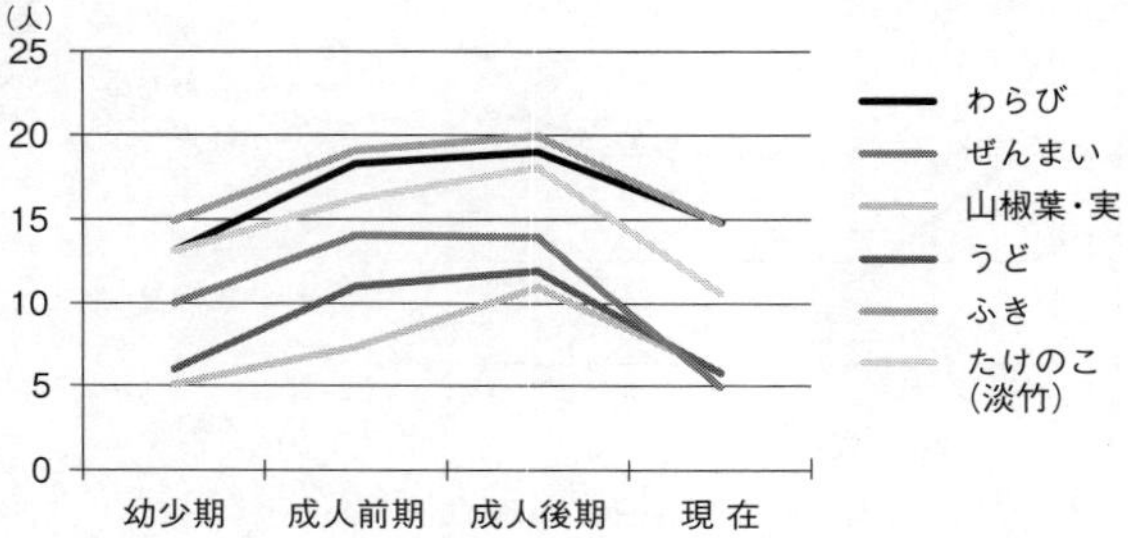

図4　山菜類摂取状況

法事には必ず山菜が必要で、季節の山菜を1年中使えるように、塩漬けにしたり、乾燥させて保存していた。

エピソード

○わらびが固くならないように、灰を根もとにつけて干して保存した。

山菜の若い芽の部分は、これから伸長していくための養分がぎっしり詰まっている大切な成長点。これを外敵から守るために備えたものが、山菜特有の強い苦みやえぐみ。栄養価が高いものもあるが、摂取量が少ないので、効能を期待するほどではない。

●野菜類

京丹後全域で幼少期から多くの種類を食べている。

冬の雪深い時に備えて、塩漬けや干し野菜にして保存していた。

エピソード

○大根は嫌というほど食べてきた。

○法事には、山菜や野菜を必ず用意しなければならず、乾物にして保存していた。

○元気の源は、かぼちゃとさつまいも。

○現在も畑をしており、近所の人から野菜作りの先生と言われている。

大根は、ビタミンCが多く、辛み成分は殺菌作用がある。

ピーマンは、ビタミンAやCが多い。

野菜は、食物繊維やビタミン、カリウムなどミネラルを多く含む。野菜の色素には細胞を酸化から守るはたらきがある。

●種実類

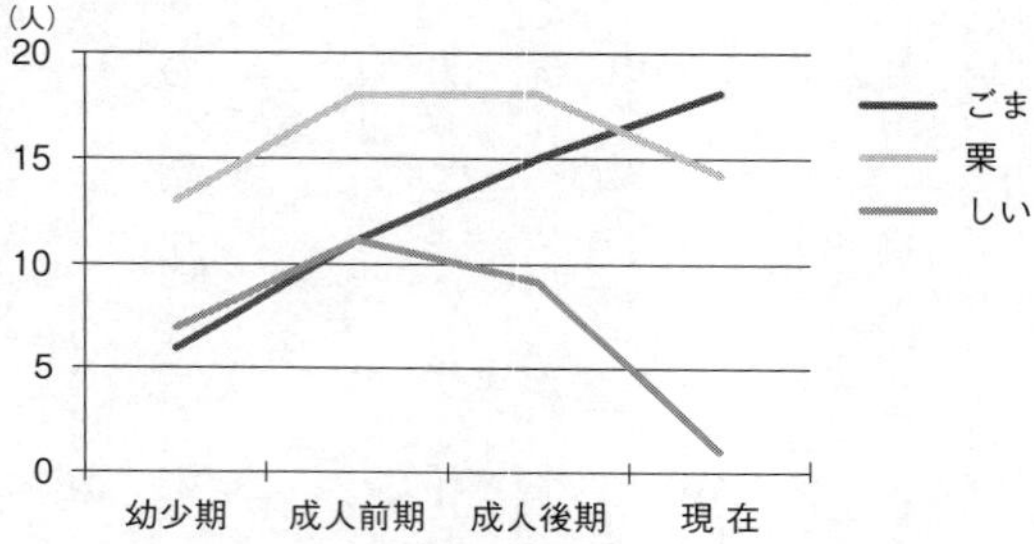

図5　種実類摂取状況

ごまを使う料理が多く、ごまを各家庭で作っていた。
しいなどは、子どものおやつだった。

ごまは、ミネラルが多く、特に抗酸化性が老化を抑えると言われている。
栗は、たんぱく質、脂質が豊富である。

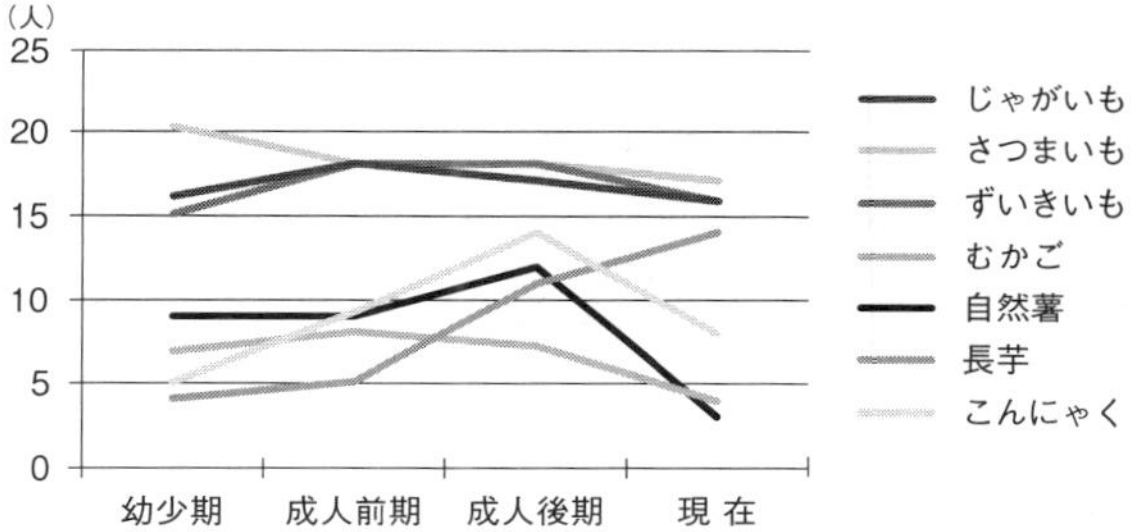

図6　芋類摂取状況

●芋類

さつまいもは、麦と混ぜたり、蒸して主食としていた。今のように甘くておいしいさつまいもではなかった。

さつまいもは、穀類と比較してエネルギーが低く、ビタミンB群・Cが多い。

ずいきいも（里芋）は芋類の中で、カリウムを多く含み、血圧を調整する働きがある。

こんにゃくは、「おなかの砂おろし」などと言われ、整腸食品とされ、水溶性食物繊維を多く含み、血糖値を下げたり、血中コレステロールや中性脂肪の吸収を抑える働きがある。

●漬物

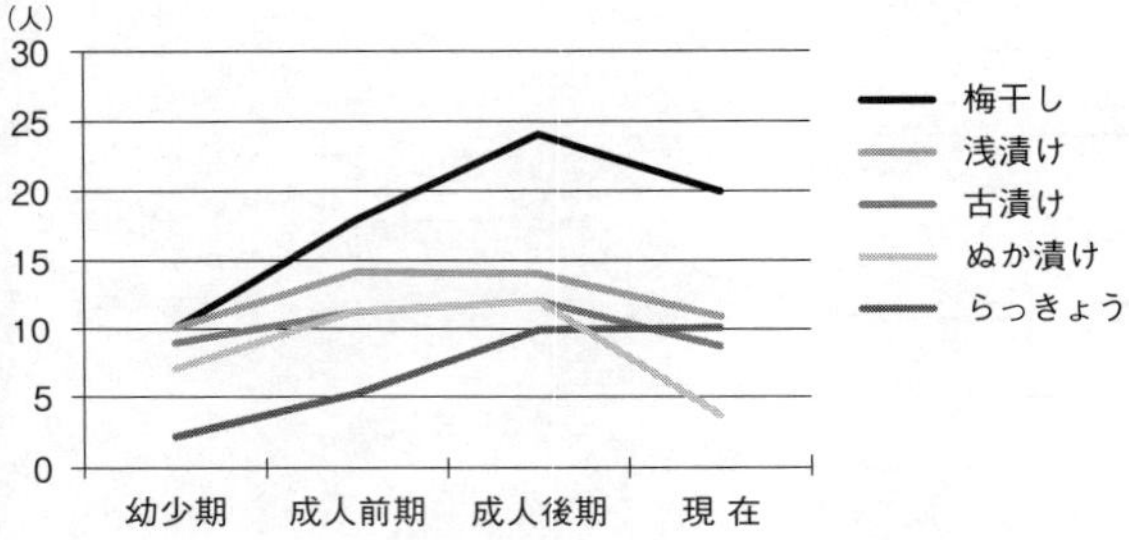

図7　漬物摂取状況

様々な方法で保存食として各家庭で作られ、日常的に食べ続けている。

梅干しは、有機酸に塩が加わることによって、抗菌作用などの生理効果が強まり、胃液の分泌を盛んにし、食欲を増進させる。
ぬか漬けは、ぬかに含まれる成分が野菜に移行するので、ビタミンなどを多く含む。

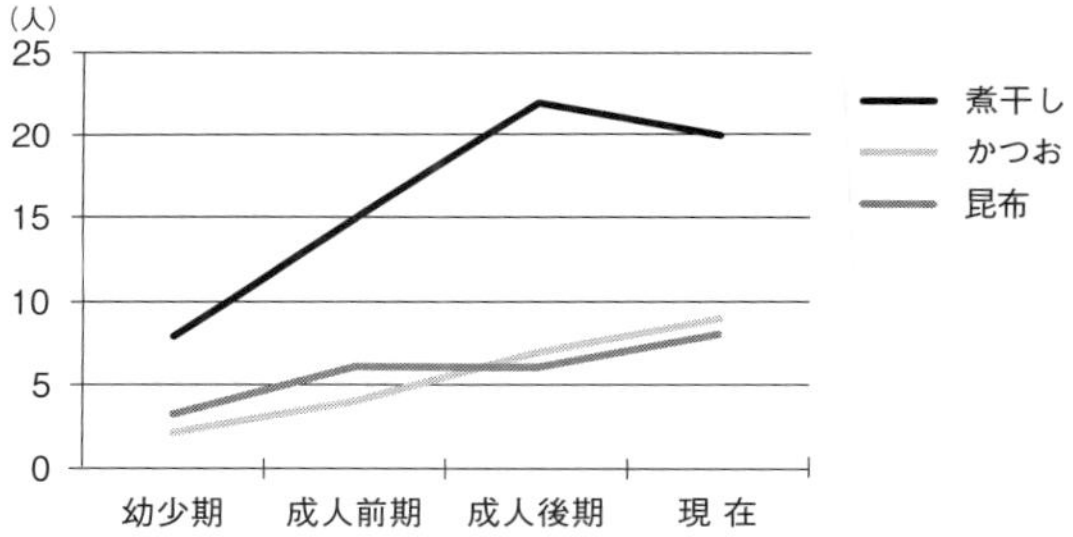

図８　だし摂取状況

●だし

ほとんどの料理で、煮干しをだしに使っている。

煮干しは、ＩＰＡ・ＤＨＡを多く含む。昆布本体は、褐藻類に特有な食物繊維が、腸の蠕動《ぜんどう》運動を高めて排泄作用を促し、便秘の解消に役立つと同時に、有害物質の排泄を促進する。また、コレステロールが体内に吸収されるのを抑える作用もある。

【第六章】「京丹後市」百寿人生のレシピ

ついに実践篇です。京丹後の食事の特徴は、ひと言で言えば、「地味だけど滋味な食事」ということになります。昔からよく食べられてきた食事の完全レシピ集をお送りします。

「素晴らしい京丹後の食の知恵」

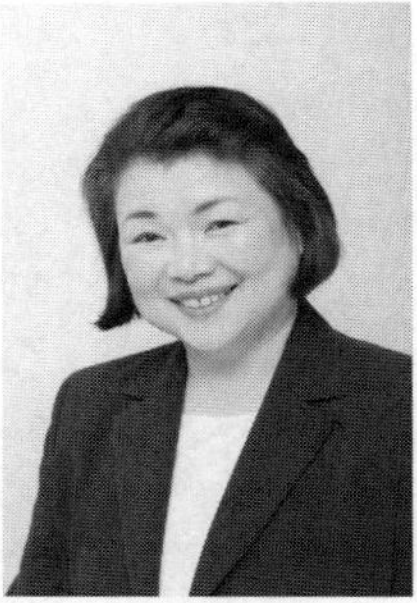

料理研究家　坂本廣子

神戸市出身。元農林水産技術会議委員。元相愛大学客員教授。日本の食育の草分け。NHK教育テレビ「ひとりでできるもん！」を監修。食育、防災教育、米粉普及などに尽力した社会派料理研究家。

自然の暮らしの中で生まれた長寿

「長寿」は昔からの人の願いです。どんなに願っても人は生まれる時と、この世を去る時は自分で選ぶことはできません。たった一度の人生を悔い無く生きたいものです。だからこそ、生きている間は健康でありたい、長く生きたいと願います。そのために人は様々な努力をしてきました。

体に悪いといわれるものを摂らないようにするという運動を進めて、平均寿命を伸ばすことができた所もあります。しかしそれは、それまでのその地方の食習慣、食文化を大きく変えて人工的に手に入れた長寿です。今までの地域の食べ方では健康が守れないということでもあったのでしょう。

その点からいえば、京丹後の百寿者の多さは特別に何かをしたわけではなく、日々の暮らしを続けてきた結果としての長寿、悠々とした自然の長寿であり、人工的な長寿とは大きな違いがあるのです。

地味だけど滋味な食事

京丹後の長寿は、長い年月の風土に根ざした食にその秘密があるのではないかと、百寿者の訪問聴き取り調査を行うことになりました。

その調査にあたっては、百寿者の食を「幼少期」、「成人前期」、「成人後期」、「現在」と時間的経過を4期に分けて、時代背景の変化を見ることにしました。

食材はできる限り種類別に網羅し、食材だけではなく料理としても「主食」、「汁物」、「主菜」、「副菜」、「備えのおかず」、「昔こどものおやつ」で、どんな時に食べていたかを聴き取りしました。

当初は、そんなにご馳走を食べてはいないようだとも思われました。しかし、結果を見ると質素ではありますが、見事にバランスの取れた食事をごく普通にしていることが分かりました。海の幸、山の幸、畑の幸がそれを支えていました。

現代の食から見れば、山菜や豆、乾物など一見質素な食材が並んでいますが、それぞれのその時代にあった食でした。地味ではありますが、いわゆる滋味にあふれた食品がいっぱいです。そこには体調を整える「微量ミネラル」を含んだ食品が日常の食卓に上っています。

余裕は備えあって初めて生まれるもの、そんな暮らしがずっと続けられていたことが見えてきました。

「微量ミネラル」が含まれた食事

食事はカロリーだけではなくその質が問われます。長寿世界一の木村さんの言葉にあります「食細くして、命永かれ」は、食べる量が少なければ少ないほど、「微量ミネラル」がしっかりと摂れていないと健康ではいられませんが、そこがきちんと守られているからこその言葉ではないでしょうか。生活の質を左右するのは基本の「健康」だからです。

今回の聴き取り調査は、そんな時代を超えて生きてこられた方の食事を客観的に見るための手法でした。細かな聴き取りの他に、その時の思い出も話された時にはそれを記録するというなんともアナログな方法でしたが、私たちの知らない時代背景などが浮かび上がってきました。

未来に残したい郷土食と百寿者の食事が一致

さらに、不思議なことに、「百寿者がよく食べていたメニュー」（139〜140ページ）が、京丹後市民に募集した「未来に残したい京丹後のメニュー」（139〜140ページ）と見事に重なりました。113ページにあるように、ばら寿司など百寿者の食は、京丹後の食そのものでした。

豊かな食材を保存する知恵

京丹後はその地勢から強い風が吹きつけ海が荒れるため、魚がいつも獲れるわけではありません。

雪もあり畑もずっと使えるわけでもないのです。人には厳しいとはいえ、それを上手く使って保存食が作られ続けていました。

例えば、ぐら（166ページ）のような水分の多い魚も京丹後の風はきちんと干物にしてくれました。これはどこの土地でもできることではありません。

また、米や豆が本当に美味しく見事にできる土地柄であることを、京丹後の地元の人たちは昔から当たり前のように言われますが、これもこの土地ならではの素晴らしい食材なのです。海藻もはば（192ページ）やわかめを保存食としてきちんと保存し、どんな時でも「食べられる」ように乾物として飢饉に備えて保存する習慣もありました。

常に「食べること」を意識した土地柄がこの長寿を産んだともいえるのではないでしょうか。

戦時中であっても、食が守られ長寿の基礎に

もうひとつ、日本中が飢餓に苦しんだ第二次世界大戦の頃も、京丹後はいつもと同じ暮らしが続いていたという話を聞きました。

その時に成長期を迎えていた人たちは、飢餓のための栄養不足に陥っていました。しかし、その時期も変わらずきちんと食が守られていた京丹後の人は、時代の波には飲み込まれなかったのです。それも、長寿の基礎になっているのではないでしょうか。

食材の栄養素を無駄なく食べる料理

調理法も驚くものがありました。

一般的に干し魚は焼いて食べます。ところが、京丹後では焼いて食べる方法以外に、煮て骨の栄養までも無駄なく食べる見事な調理法があります。

蛋白源として素晴らしい豆も種類が多く、例えば、そら豆は茶がゆの中に煎って入れることで風味と栄養を補っています。もちろん小豆を使う料理は、赤飯から餡を使

った菓子まで豊富にあり、日常の暮らしの中にしっかりと京丹後の食として根付いています。

食べごとの知恵

京丹後の自然の長寿は、風土が産んだ素晴らしい食材、それを保存する知恵、食材を無駄なく美味しく食べる調理法など、「食べごとの知恵」が支えています。

暮らしに根ざした知恵に支えられた京丹後の食は、これからの健康長寿社会に大きな示唆を与える、過去から現在そして未来につながる食であることが分かりました。

百寿レシピ

前章の「百寿者の食生活調査結果」をもとに、料理研究家の坂本廣子さんのご意見を踏まえて、摂取頻度が高く、長寿を支えた京丹後の特徴的なメニューを「百寿レシピ」として選びました。

地元特有の料理名も散見され、それだけでは分からないものもありますが、すべて写真入りで解説を載せてあります。

◆主菜

焼きさばと葉玉ねぎの煮物／焼き豆腐のたいたん／干し魚煮（はたはた）／かれいの煮つけ

◆副菜

白和え／けんちゃん煮／なすのあほう煮／酒粕和え／酢ずいき／羅漢和え／ところてん／もずくの酢の物

◆汁もの

ぐら汁／あごの団子汁／茶わん蒸し

◆備えのおかず

いか干し大根の煮物／わかめのパー／さいみそ／へしこ

◆主食

丹後のばら寿司／地のりの巻き寿司／茶がゆ／栗おこわ／ぼたもち／はばご飯／いりごきご飯

◆昔こどものおやつ

あんころもち／花草豆

百寿者がよく食べていたメニューと未来に残したい京丹後のメニュー

	百寿者がよく食べていたメニュー	未来に残したい京丹後のメニュー（応募数が多かったもの）
魚介類・海藻類	一夜干しかれいの焼いたもの 干しいわしの煮付け いわし（焼・煮） 干しきすの煮付け きす（焼・天ぷら） あじの塩焼き 干しはたはたの焼いたもの 一夜干しぐらの焼いたもの ちくわと野菜の煮物 さざえ（焼・造り） こっぺのゆがいたもの なまこの酢の物 いか（造り・煮物） 一夜干しいかの焼いたもの たこ（酢の物・造り） たにしの煮しめ わかめ（酢の物・味噌汁） はばの佃煮 板わかめ	かれいの一夜干し いわし（梅干し煮・ぬた） いわし味噌 おこうさん汁（さば） 干しぐらの焼いたもの ひこやの鍋 こっぺのゆがいたもの 一夜干しいかの焼いたもの たこの煮物 赤貝のカレー わかめの酢の物 はばのたいたん あらめ（佃煮・味噌汁） うごの豆腐和え 昆布巻き ひじきの煮物 板わかめ
豆類	そら豆の炒ったもの 大豆の煮物 黒豆の煮物 豆腐の煮物 福煮	黒豆の煮物 いとこ煮（里芋と小豆・かぼちゃと小豆） 福煮

	百寿者がよく食べていたメニュー	未来に残したい京丹後のメニュー（応募数が多かったもの）
穀類	炊き込み飯（えんどう・小豆・さざえ） 米ぬか飯 むしこ飯 ゆるごもち よもぎもち ぜんざい だんご かきもち のりやき	炊き込み飯（茶・えんどう・たけのこ・生姜・ずいきいも） もち（よもぎ・黒豆） ゆるごもち 小米もち ぜんざい のりやき
野菜類	ピーマン(とうがらし)の葉の煮物 かぼちゃの煮物 大根の煮物 山椒の葉と実の佃煮 たけのことわかめの煮物 ぜんまい（乾燥）の煮物 わらびの卵とじ 山ぶきの佃煮 芋づるの煮物 手作りこんにゃくの煮物	おぞべ大根 わらび（卵とじ・煮物） 芋づる（煮物・天ぷら） レタスとさば缶の酢の物(ちしゃもみ) イヌビユのごま和え さつまいものほうろく焼き 間引き人参の佃煮 ずべたけの汁
その他	梅干し 夏野菜のどぼ漬け 粕汁	

●百寿者の食生活調査結果より、よく食べられていた食材

魚類　1位かれい　2位はたはた　3位いわし
藻類　1位わかめ　2位のり　3位もずく
山菜類　1位ふき　2位わらび　3位たけのこ
豆類　1位大豆　2位小豆　3位えんどう
野菜類　1位ピーマン（とうがらし）　2位大根　3位かぼちゃ
芋類　1位さつまいも　2位じゃがいも　3位ずいきいも

◆主菜
焼きさばと葉玉ねぎの煮物

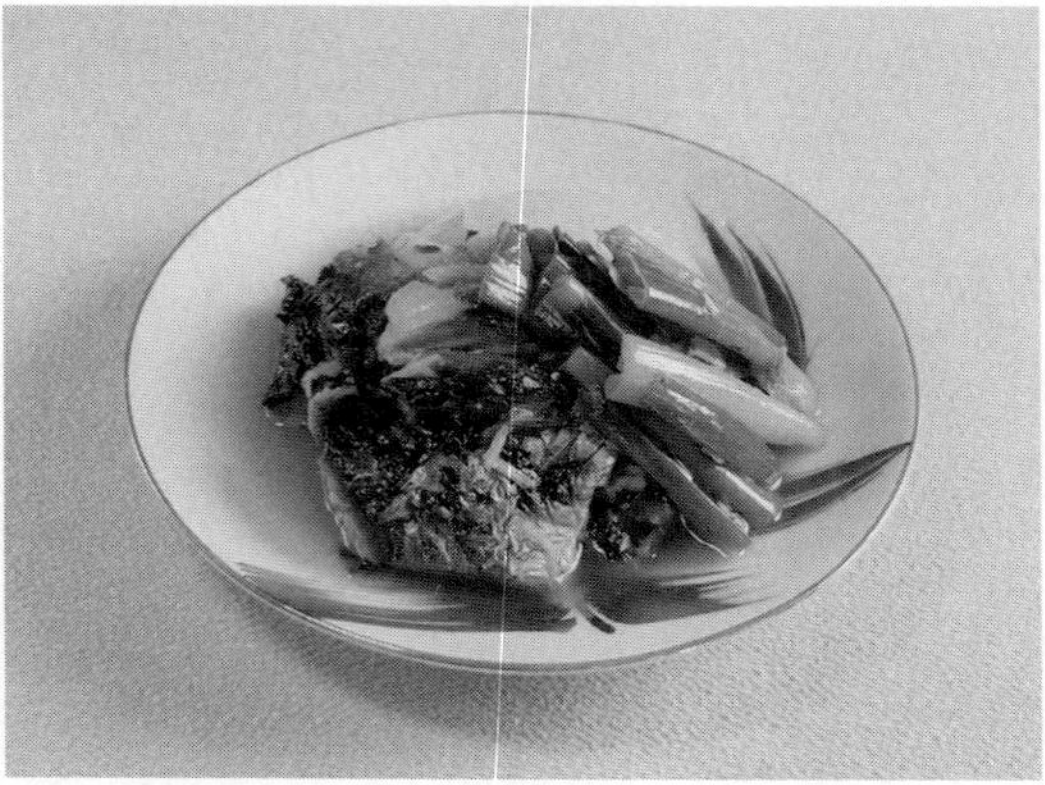

田植え時に欠かせない季節のごちそう

〔材料〕（4人分）
焼きさば……1本（約500g）
葉玉ねぎ……2～3本（250g）
水……2カップ
〔調味料〕
濃口しょうゆ……大さじ2
酒……大さじ1
砂糖……小さじ1／2

〔作り方〕

1 焼きさばは、竹串を抜いて身から骨をとり、食べやすい大きさにする。

2 葉玉ねぎは、食べやすい大きさのくし形に切り、葉っぱの部分も4〜5㎝のざく切りにする。

3 鍋に水と調味料を入れて煮立て、さばを入れて煮る。

4 さばに味がしみ込んだら、葉玉ねぎを入れてしばらく煮る。葉っぱの部分も入れ、ひと煮立ちしたら火を止める。

Memo さばなどの青魚は、脳梗塞や心筋梗塞などの血栓症を予防するIPA（イコサペンタエン酸）・DHA（ドコサヘキサエン酸）を豊富に含む。

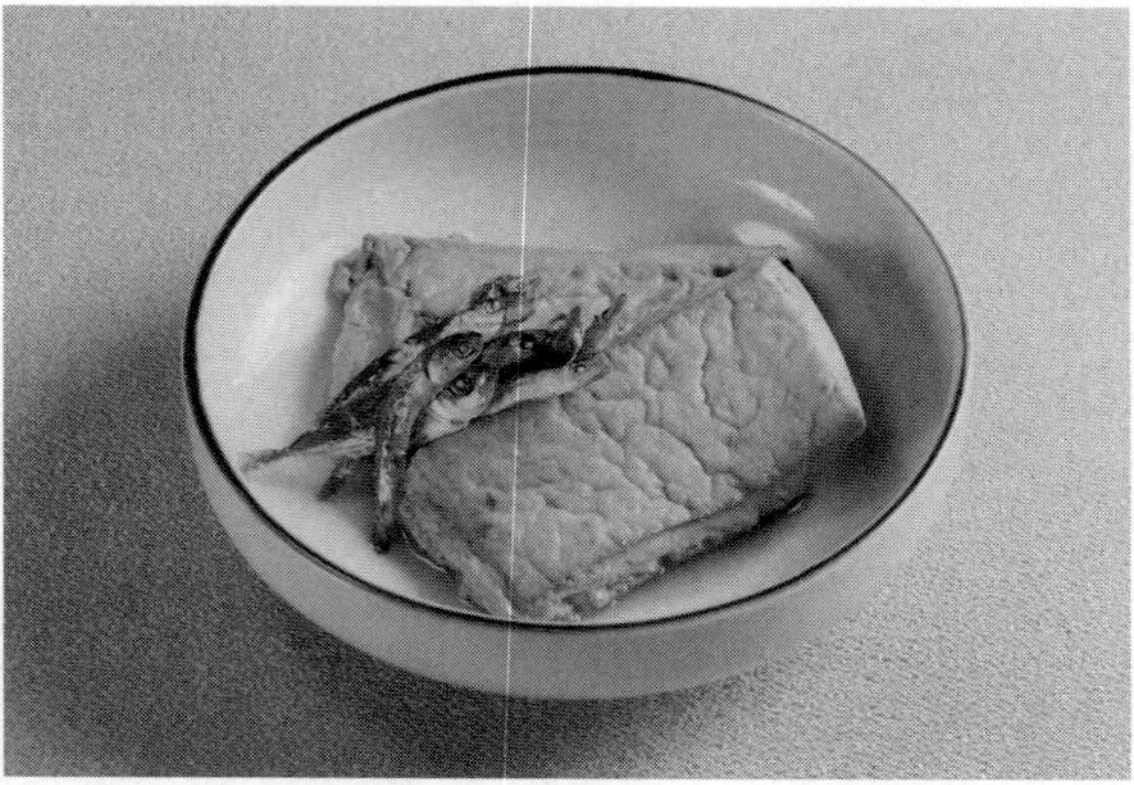

焼き豆腐のたいたん

余すところなく食べる知恵の行事食

〔材料〕（3人分）
焼き豆腐……600g
煮干し……25g
水……1カップ

〔調味料〕
薄口しょうゆ……大さじ2と1／2
酒……大さじ2
砂糖……大さじ2

〔作り方〕

1 鍋に水と煮干しを入れてしばらく置く。

2 焼き豆腐は湯煮（沸騰したお湯に入れ、再び沸騰してから2～3分したら取り出す）しておく。

3 1の鍋に調味料を入れ火にかけ、沸騰したら焼き豆腐を入れ、落し蓋をする。

4 再び沸騰したら中火にして、20分かけてじっくり煮る。

5 火を切って冷めるまでおいて器に盛る。

Memo 煮干しも食べることにより、骨や歯を作るたんぱく質やカルシウムが多くとれる。

干し魚煮（はたはた）

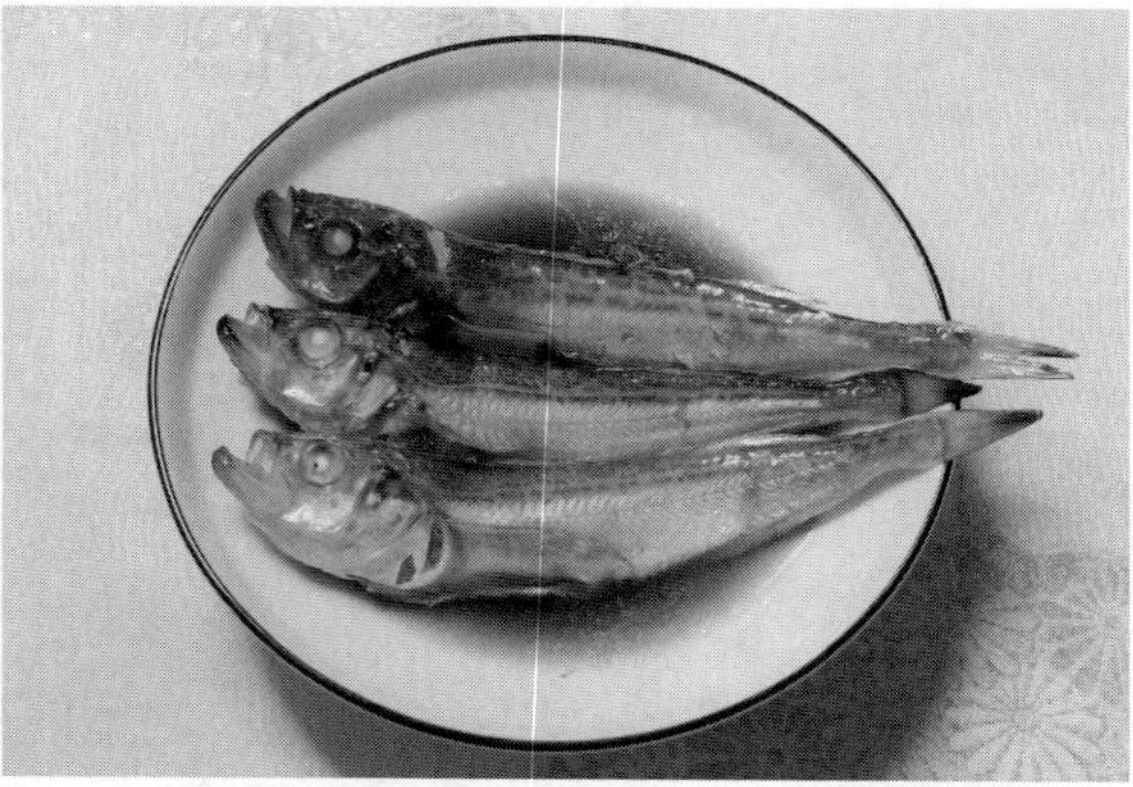

下処理のいらない簡単料理

〔材料〕（3人分）

はたはた（干したもの）……280g

水……100〜150ml（魚がかぶる程度）

〔調味料〕

砂糖……………小さじ4

濃口しょうゆ……小さじ2

酒…………………大さじ2

〔作り方〕

1 鍋に水と調味料、はたはたを入れ、落し蓋をして煮含める。

※干しきすなど、干した魚ならなんでもよい。

Memo 魚を丸ごと煮ることによって、栄養を無駄なく食べる。

かれいの煮つけ

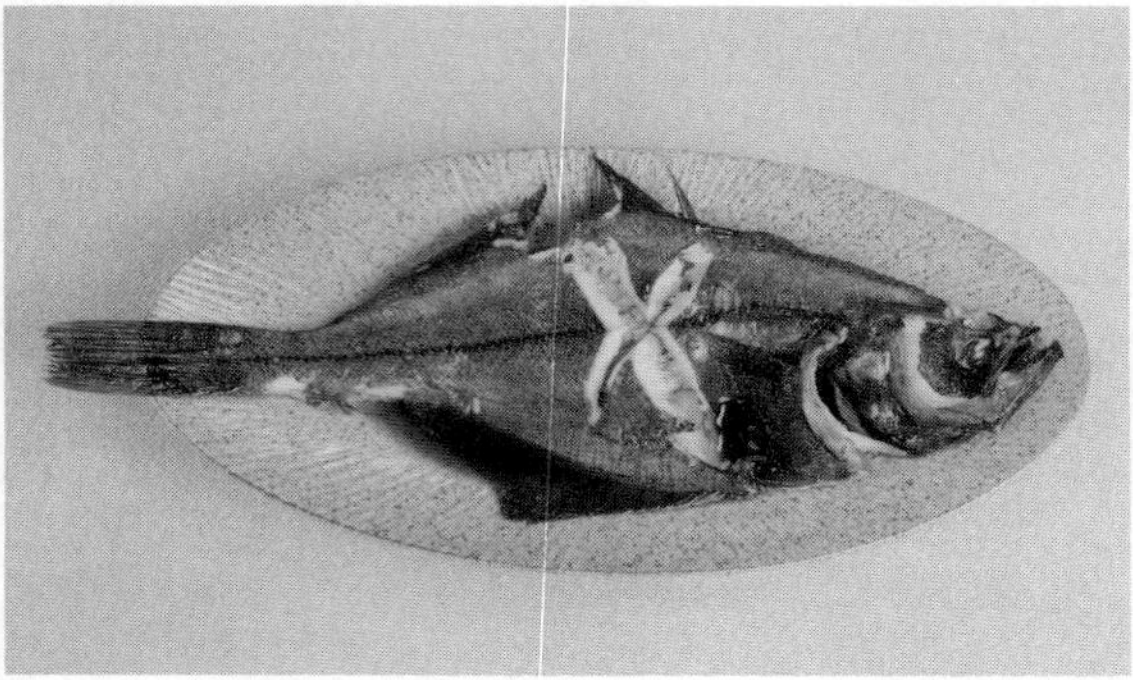

鮮度がいいから、本当においしい

〔材料〕（4人分）

かれい……1切れ100〜150g程度×4枚

水……90㎖（大さじ6）

〔調味料〕

濃口しょうゆ……大さじ4

砂糖……大さじ3

酒……90㎖（大さじ6）

〔作り方〕

1 かれいはウロコを取り除き、頭の付け根に手を入れ、エラと一緒に内臓を取り除く。内臓がちぎれた場合、魚の腹を指でおさえるようにしながら内臓を取り出す。1切れ100~150gほどになるように切り分ける（写真は尾かしら付き）。盛り付けのときに上になる方の身に、×の切り目を入れておく。

2 魚が並ぶような大きさ目の鍋に、水と調味料を入れ煮立て、1のかれいを入れる。落し蓋をして、中火~弱火で10分ほど煮る。

Memo 他の魚に比べて、高たんぱく・低脂肪で消化吸収がよく、身がやわらかいので、子どもから高齢者まで好まれる。

◆副菜
白和え　冠婚葬祭の定番

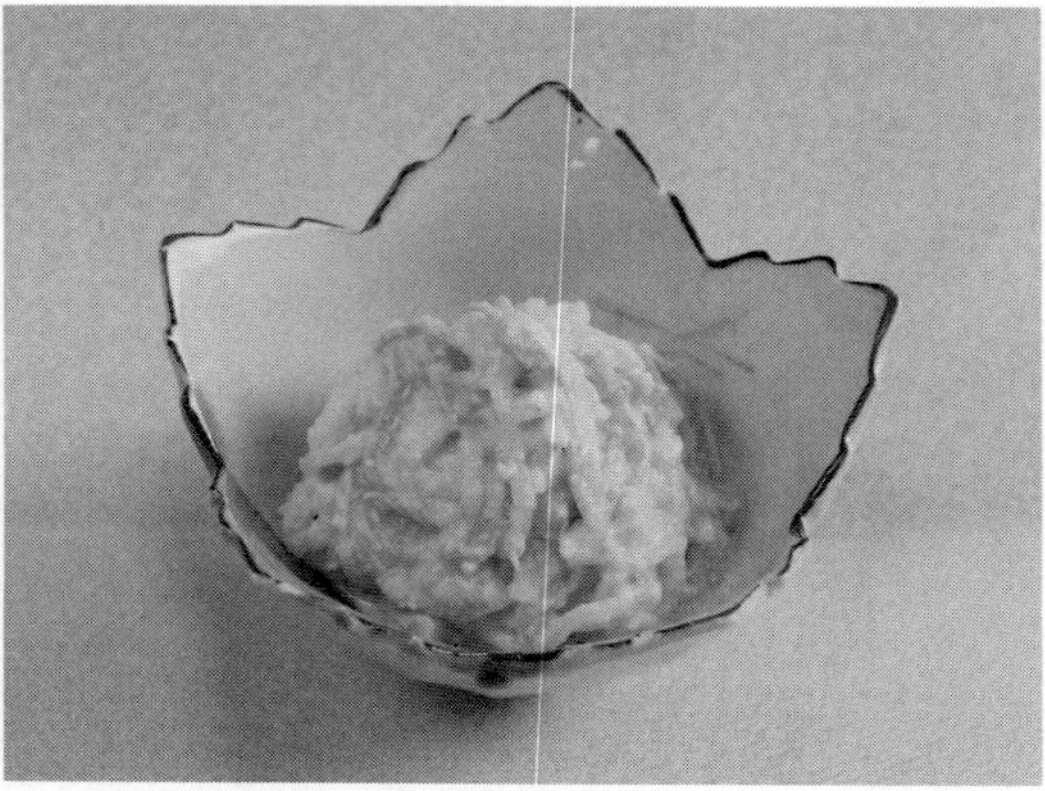

〔材料〕（4人分）
大根……200g
にんじん……30g
塩……小さじ1／2
木綿豆腐……300g
炒りごま……大さじ4
〔調味料〕
酢……大さじ2
砂糖……大さじ4
濃口しょうゆ……小さじ1

〔作り方〕

1　大根、にんじんは細長く切り、塩をしておく。

2　木綿豆腐は布巾に包んで重しをし、水を切っておく。

3　すり鉢に、炒りごまを入れてすり、豆腐も加えてなめらかにする。調味料を加えてさらにすり混ぜ、1の水気をしっかり絞ったものを加えて和える。

京丹後ポイント　白和えの具は、季節や行事に応じて白菜やじゃがいもでも作る。大根の白和えは酢を入れて白酢和えにする。

Memo　ごまは、生活習慣病の予防効果のある必須脂肪酸のオレイン酸やリノール酸を多く含む。

けんちゃん煮　冬野菜のあったか煮物

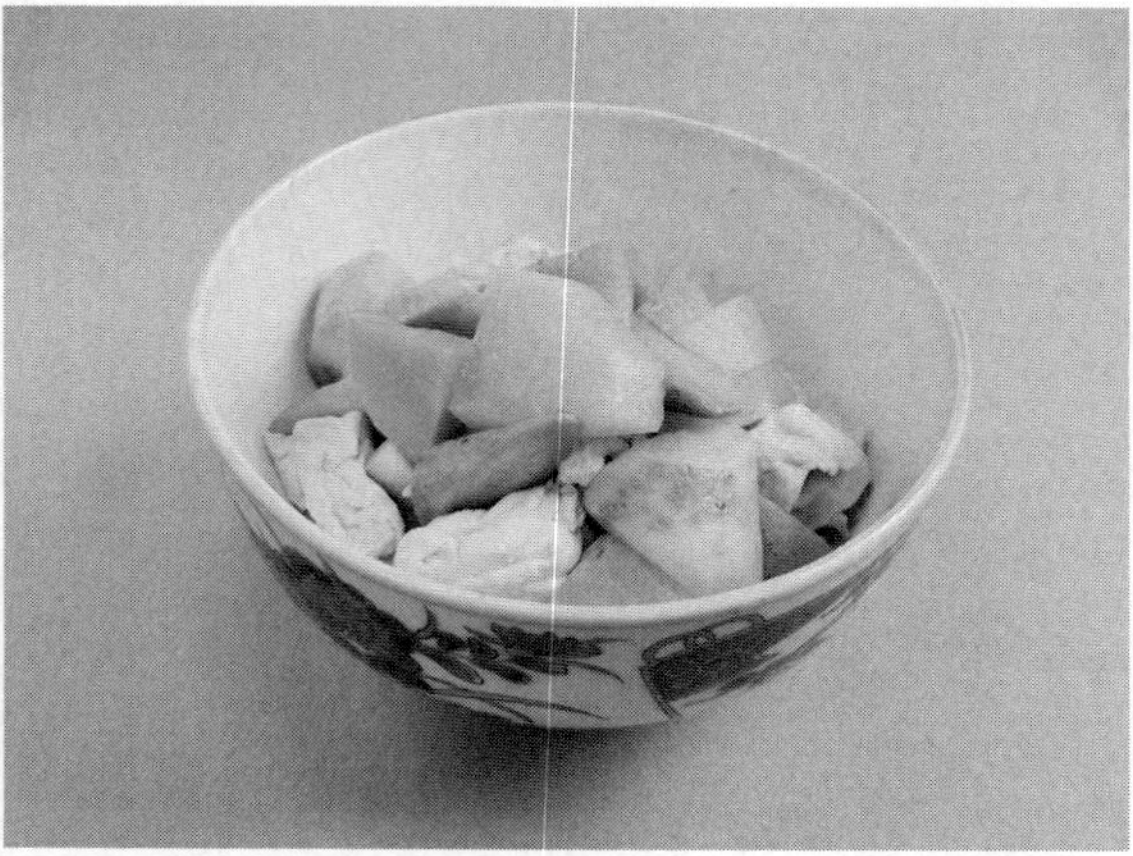

［材料］（8人分）
豆腐……300g
こんにゃく……250g
大根……300g
にんじん……150g
ごぼう……50g
里芋……200g
油揚げ……150g
だし汁……5カップ
油……大さじ2
〔調味料〕
濃口しょうゆ……大さじ5
みりん……大さじ2

酒……大さじ2
砂糖……大さじ2

〔作り方〕

1 豆腐は水切りして一口大に切る。こんにゃくは水から茹でてアク抜きし、そぎ切りにする。大根は色紙切り、もしくはいちょう切り、にんじん・ごぼうはそぎ切り、里芋は乱切り、油揚げは油抜きして一口大に切る。

2 鍋に油を入れて、大根・にんじん・ごぼう・こんにゃくを炒めて、だし汁を入れて煮る。

3 2に里芋・油揚げ・豆腐を加えて、アクを取りながらひと煮立ちさせて、調味料を入れ、火を中火にして材料にしみこむまで煮込む。

Memo 大鍋で煮たたっぷりの野菜と豆腐の栄養満点料理。

なすのあほう煮

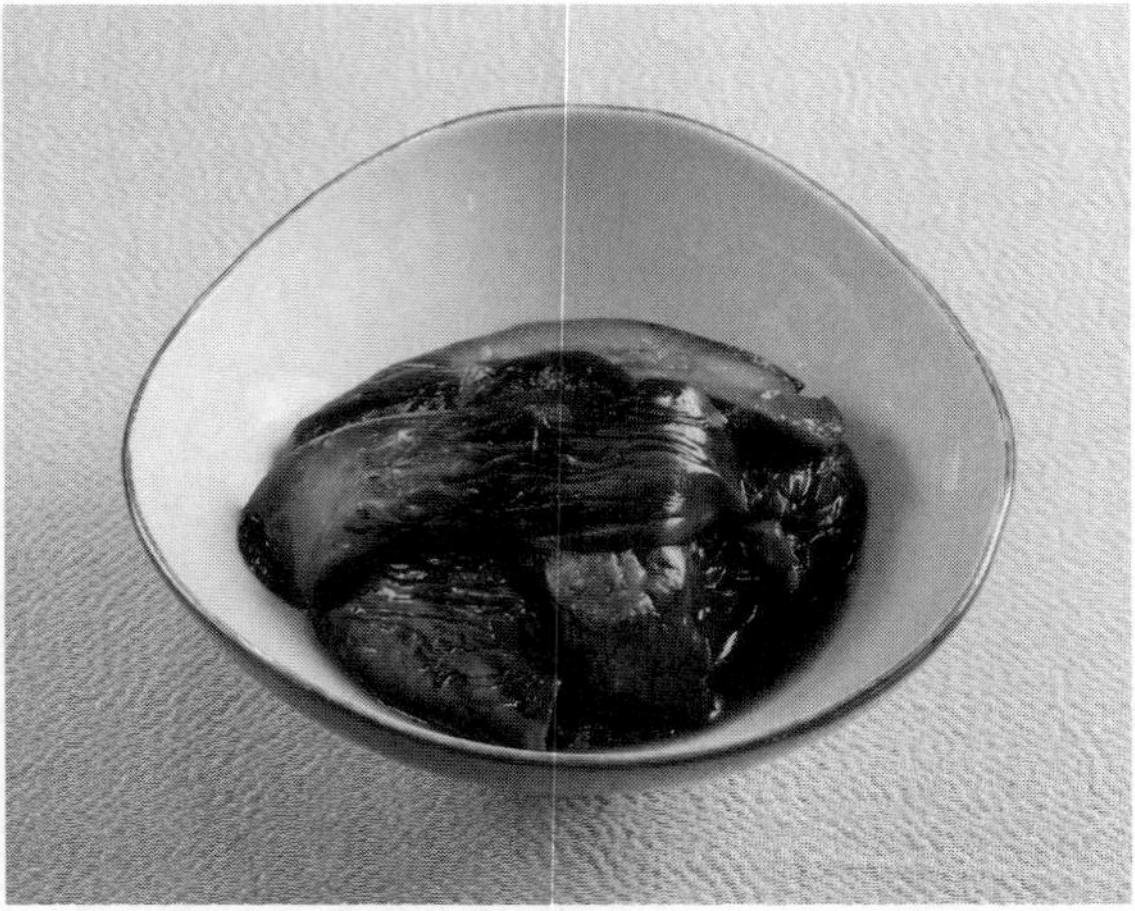

あほほど食べられる夏の煮物

〔材料〕（4人分）
なす……5本（600g）
油……大さじ1
だし汁……カップ1／2
〔調味料〕
濃口しょうゆ……大さじ2と1／2
砂糖……大さじ1
酒……大さじ1

〔作り方〕

1 なすをななめ切りにする。（1本を4等分くらい）

2 鍋に油をひき、なすを炒める。

3 しんなりしたら、だし汁、調味料を加え、ゆっくりと煮含める。

京丹後ポイント なすの代わりにピーマンでも同じように調理する。ピーマンを「とうがらし」と呼び、葉の柔らかい時期には、葉も一緒に炊いて食べる。

Memo なすの皮に含まれるナスニンは水溶性なので、油で調理することにより成分の溶出が防げる。

酒粕和え

地酒の宝庫のめぐみを食卓に

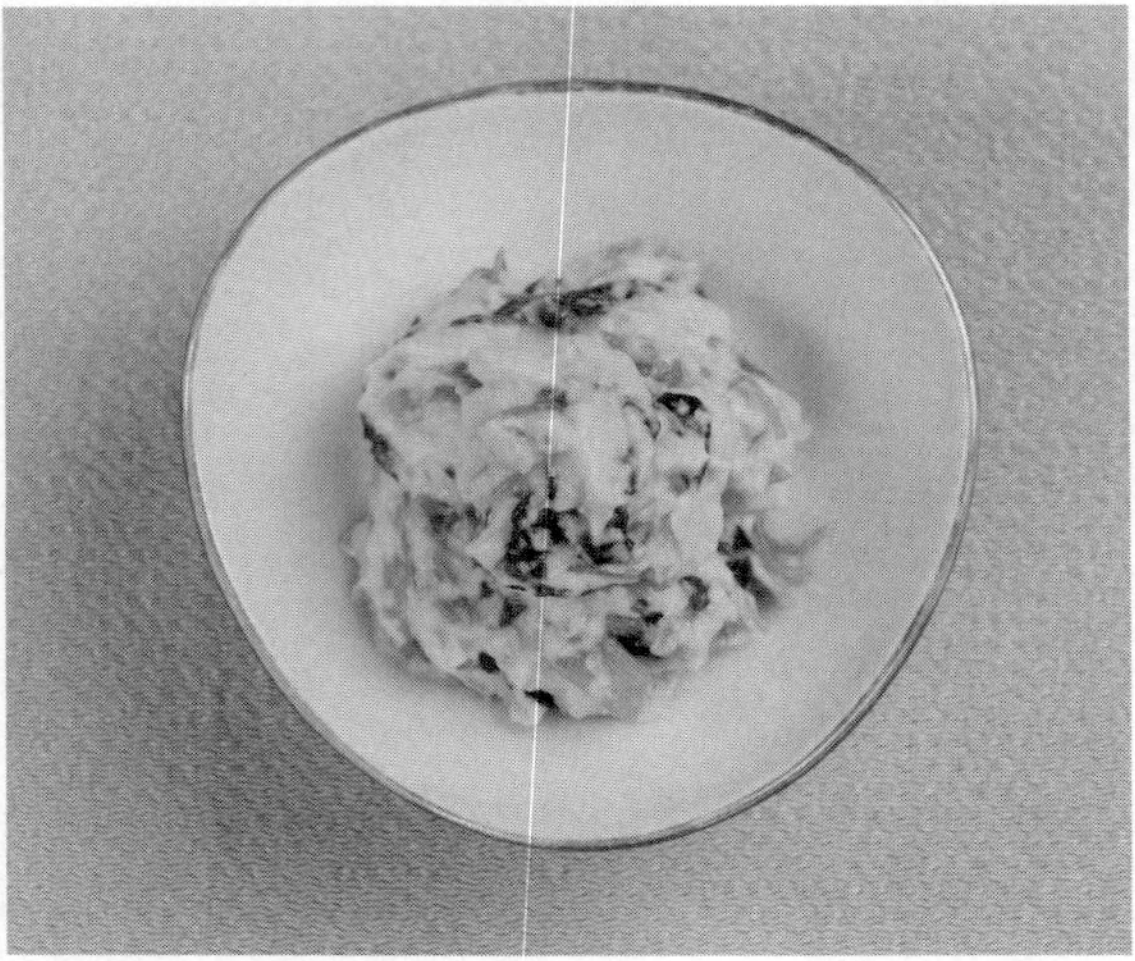

［材料］（5人分）
うど（新芽）………大3本（200g）
酒粕………1枚（300g）
［調味料］
濃口しょうゆ………大さじ1と1／2
砂糖………大さじ2

〔作り方〕

1　うどは2～3㎝くらいの斜め切りにして薄い酢水（水1ℓに酢大さじ2）にさらしておく。

2　1を熱湯に入れ、少し柔らかくなるまで茹でる。

3　酒粕は丸くつくね、フライパンなどで表面を軽く焦げ目がつく程度に焼く。

4　焼いた酒粕をすり鉢でなめらかにし、調味料を入れ味をつけていく。

5　茹でたうどを4で和える。

※うどの他、せり、わさびでもおいしい。せりの場合は茹でたものを和える。

※酒粕がかたい時はだし汁を加えゆるめる。

Memo　酒粕はからだを温め、滋養がある。

酢ずいき

秋にかかせない色鮮やかな酢の物

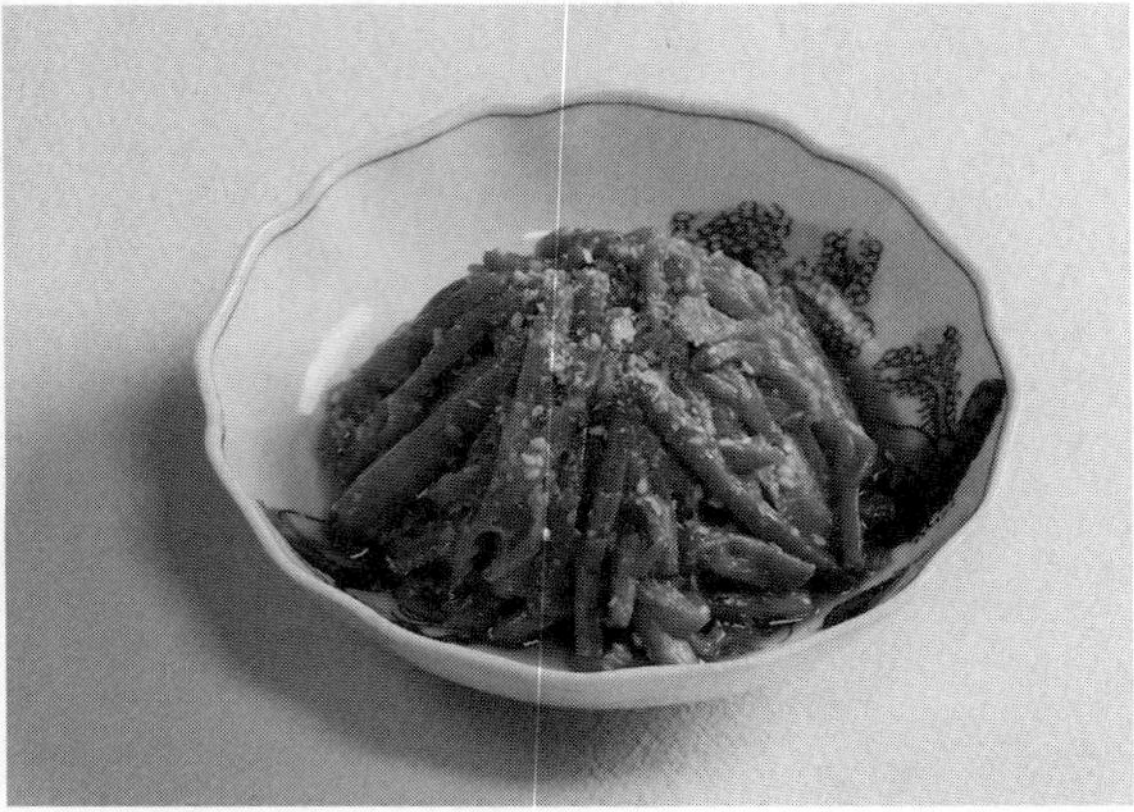

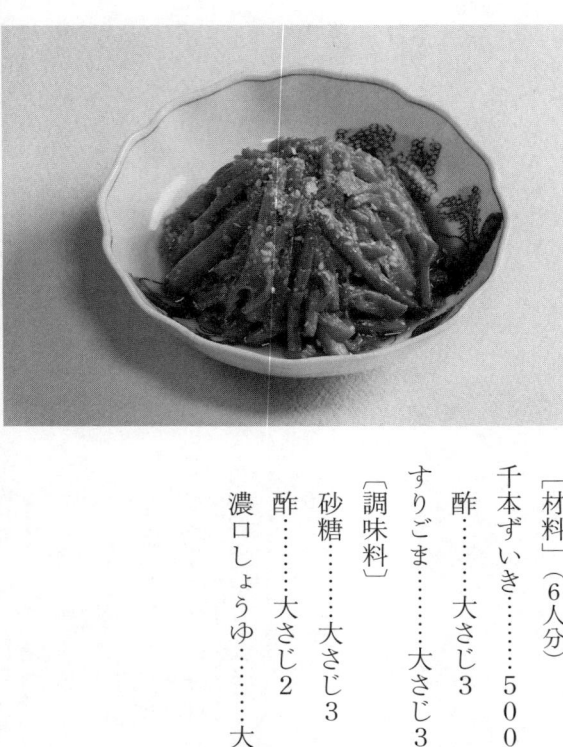

〔材料〕（6人分）
千本ずいき……500g
酢……大さじ3
すりごま……大さじ3
〔調味料〕
砂糖……大さじ3
酢……大さじ2
濃口しょうゆ……大さじ1

〔作り方〕

1　ずいきは皮をむき5㎝くらいの長さに切り、太さもそろえ（太いものは縦にそぐ）、水で洗って水気を切る。
2　すりごまと調味料を合わせておく。
3　厚手の鍋を熱し、1のずいきを空炒りにして酢を注ぐ。赤くしなやかになったら、ずいきを引き上げて2の中に入れ、和える。

豆知識　里芋の茎を「ずいき」といい、茎の色が赤紫のものを赤ずいき、茎の数が多いものを千本ずいきと言う。

Memo　ずいきは、鉄分、カリウム、カルシウムを多く含むので、昔から産後に食べると良いと言われている。

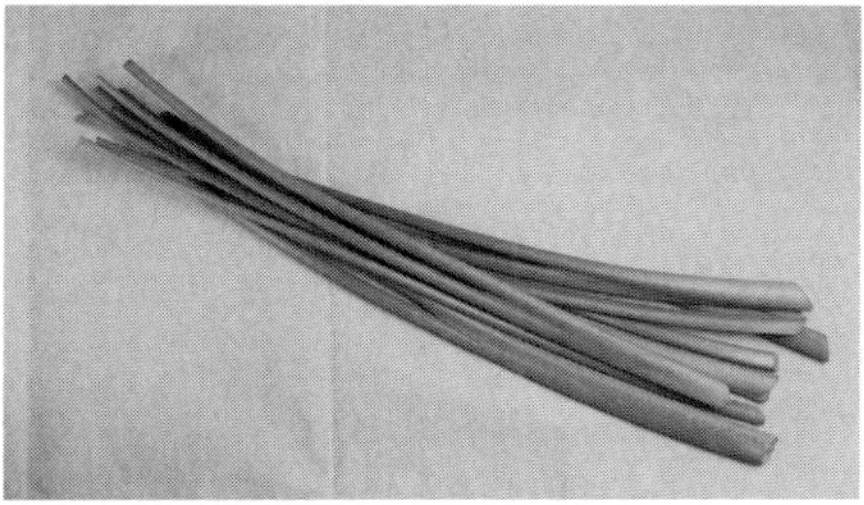

材料のずいき

羅漢和え

法事の保存食活用の定番

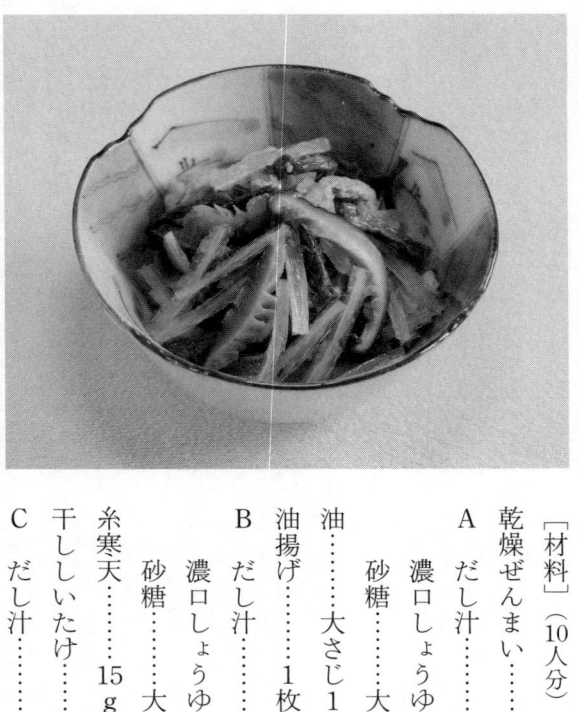

［材料］（10人分）
乾燥ぜんまい……50g
A　だし汁……150mℓ
濃口しょうゆ……大さじ1
砂糖……大さじ1／2
油……大さじ1
油揚げ……1枚（30g）
B　だし汁……150mℓ
濃口しょうゆ……大さじ1
砂糖……大さじ1／2
糸寒天……15g
干ししいたけ……50g
C　だし汁……150mℓ

濃口しょうゆ……大さじ1　砂糖……大さじ1／2

「合わせ酢」

酢……大さじ8　砂糖……大さじ6　濃口しょうゆ……大さじ1と1／3

〔作り方〕

1　ぜんまいは、ぬるま湯で戻してから一晩、水に浸してアク抜きをし3㎝の長さに切る。水切りして油で炒め、Aで煮る。

2　油揚げは熱湯をかけて油抜きをし、千切りにし、Bで煮る。

3　糸寒天は両端をひもでくくり、ぬるま湯で戻して3㎝の長さに切る。

4　干ししいたけは戻して千切りにし、Cで煮る。

5　合わせ酢を作り、1～4までの材料を和える。

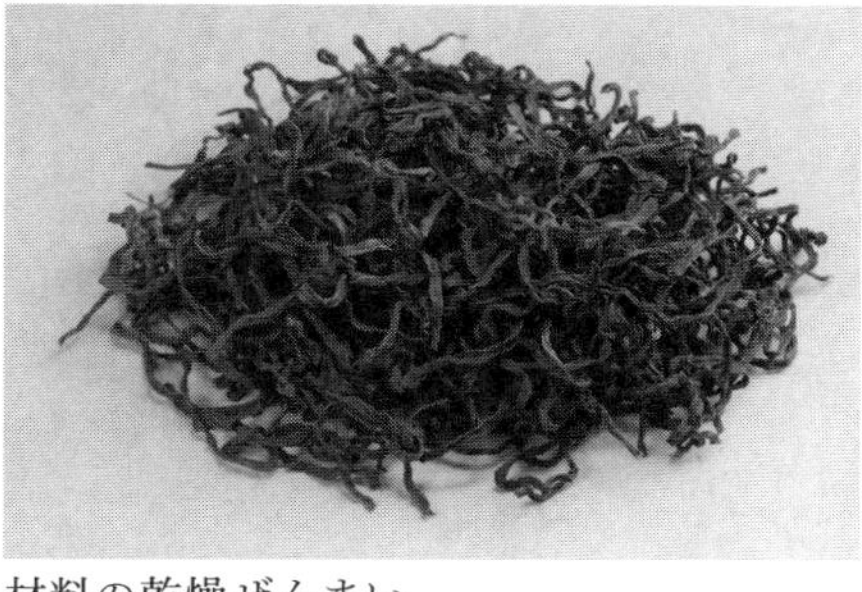

材料の乾燥ぜんまい

ところてん　夏の一品を自家製で

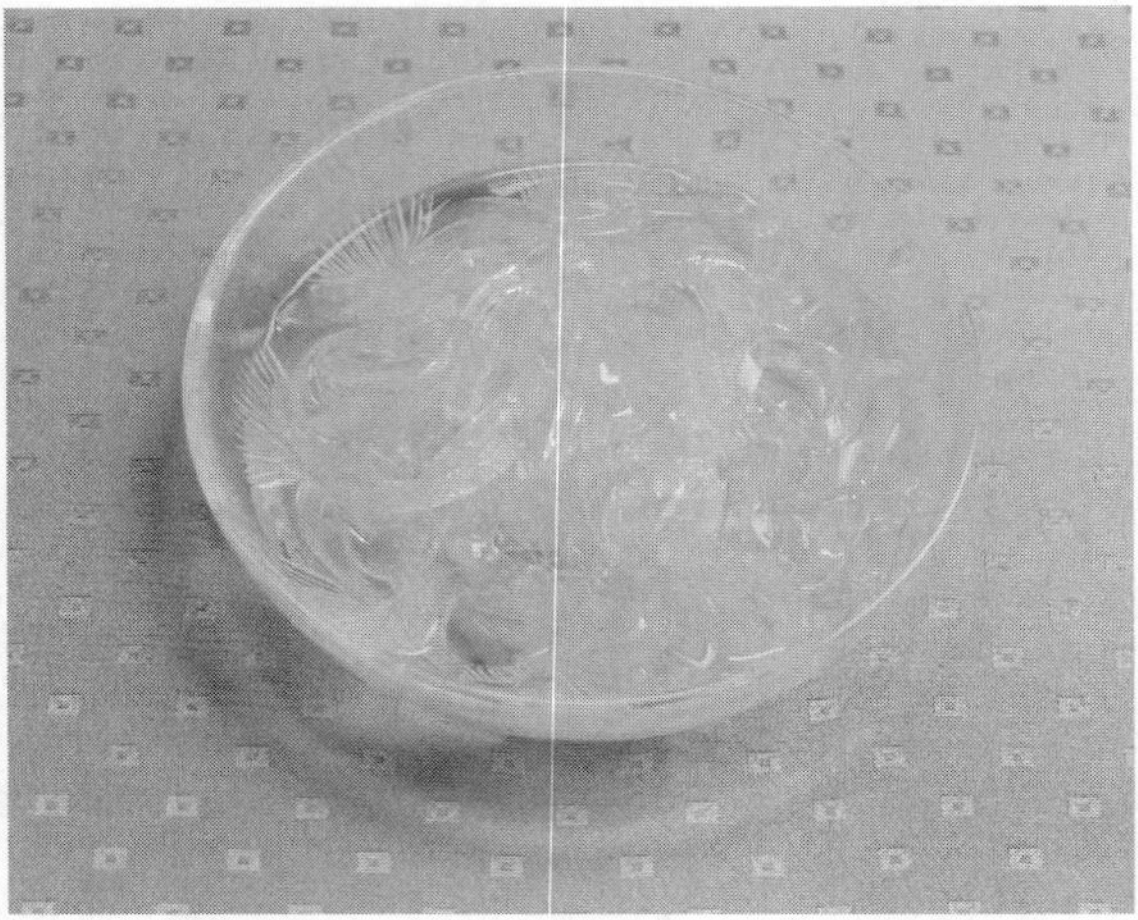

［材料］（20人分）

天草……100g

A　水……4000mℓ

　　酢……30mℓ

水……1000mℓ

〔作り方〕

1 天草をきれいに洗って、Aを入れ、ふきこぼれないようにゆっくり混ぜながら35～40分ぐらい煮る。

2 煮あがって粘りがでたら布巾でこす。

3 こした液に水を入れ柔らかくする（もう一度こすと、よりなめらかになる）。

4 バットに入れ、冷やし固める。

5 適当な大きさに切り、天突きに入れて突く（天突きがない場合は3㎜角10㎝くらいの長さに細切りする）。

6 三杯酢や好みの味で食べる。

Memo 海のきれいな丹後のところてんは絶品！

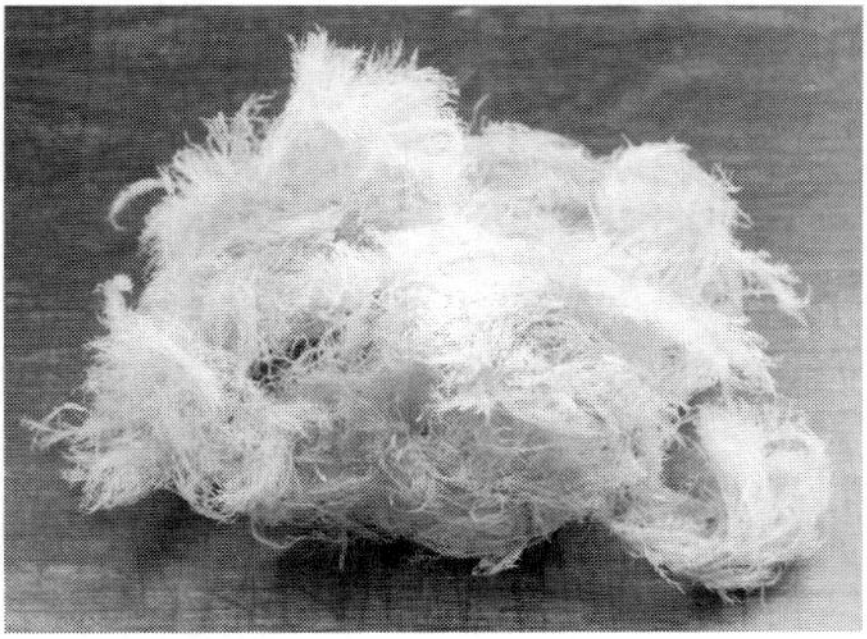

材料の天草

もずくの酢の物

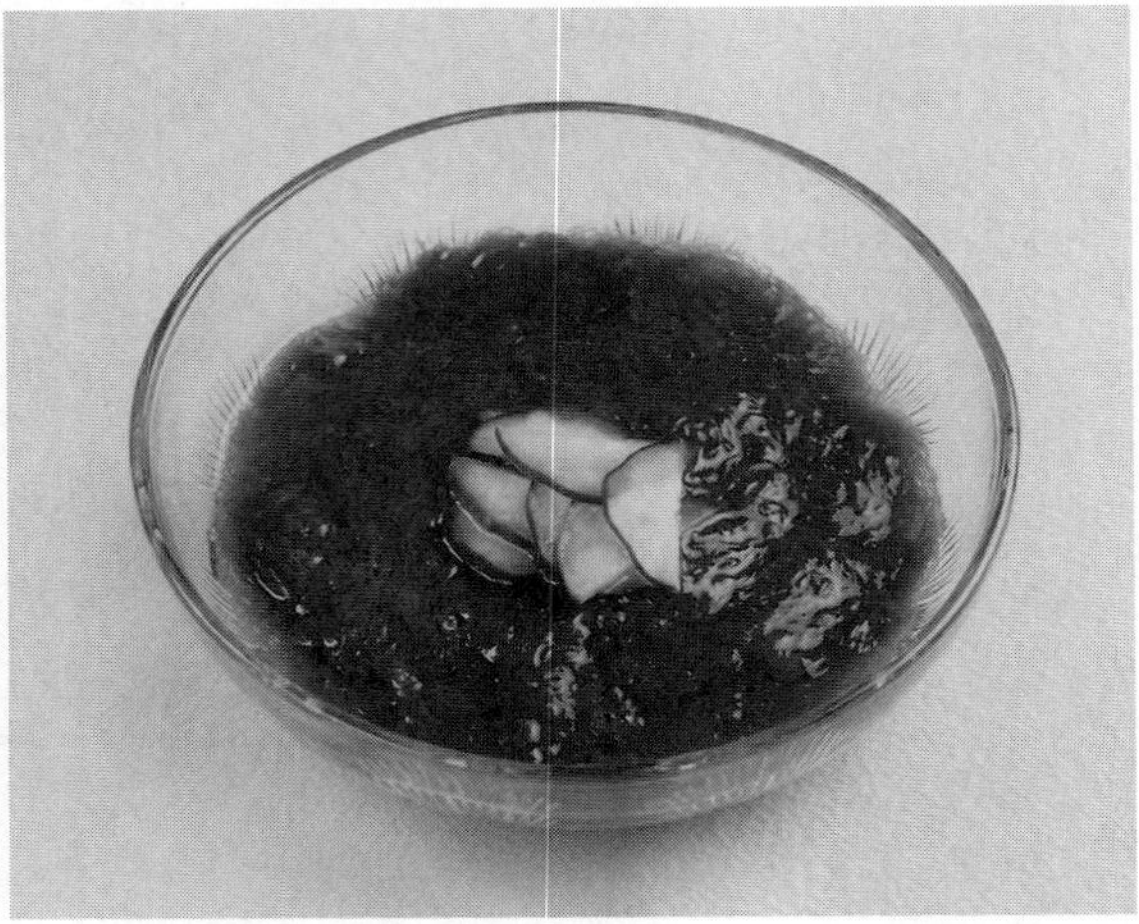

丹後のもずくは絹糸のようになめらか

［材料］（6人分）
もずく……400g
きゅうり……1／2本（50g）
「三杯酢」
酢……大さじ1と1／2
濃口しょうゆ……大さじ1
砂糖……大さじ1

〔作り方〕

1　もずくはよく洗いざるにあげ、水がしっかり切れるまで少しの間放置する。

2　きゅうりは板ずりした後、薄切りにする。

3　1を食べやすい長さに切り、もずくを三杯酢で和えて、きゅうりをのせる。

※一般的に、塩もずくで売られていることが多いので、塩をしっかり抜いてから使用する。

※箸1本で混ぜると、塩が抜けやすい。

Memo　もずくは食物繊維やビタミン、鉄分が豊富。

◆汁もの

ぐら汁

海のめぐみを余すところなくいただく

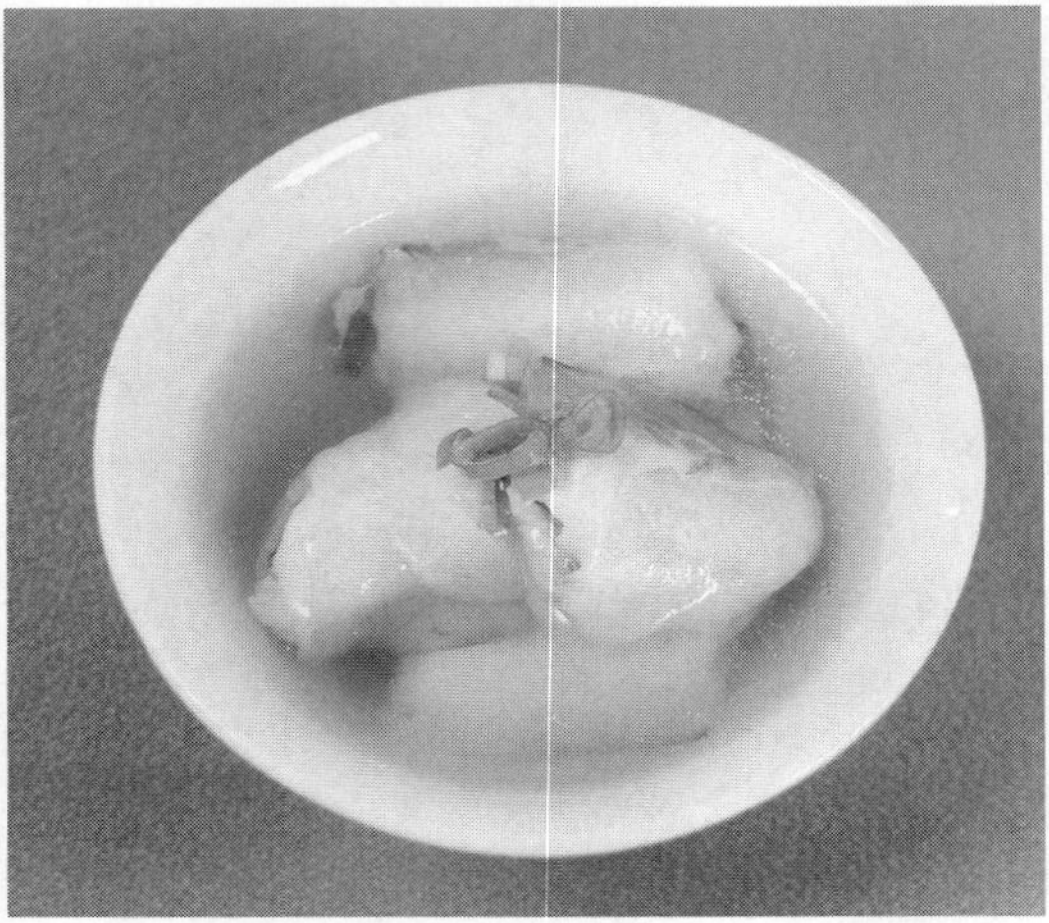

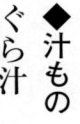

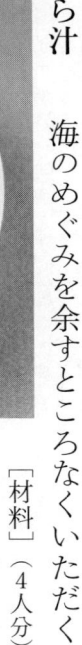

［材料］（4人分）
ぐら……320g
水……2カップ
青ねぎ……2g
「調味料」
塩……小さじ1／3
濃口しょうゆ……大さじ1
酒……大さじ1

〔作り方〕

1 ぐらは頭と尾を切りとり、内臓を出した後きれいに洗う。適当な大きさにぶつ切りにする。

2 水に調味料を入れ、煮立てた中にぐらを入れてさっと煮る。小口に切った青ねぎを入れ火を止める。

Memo ゼラチン質がたっぷりで、寒い冬に食べたい丹後の汁。

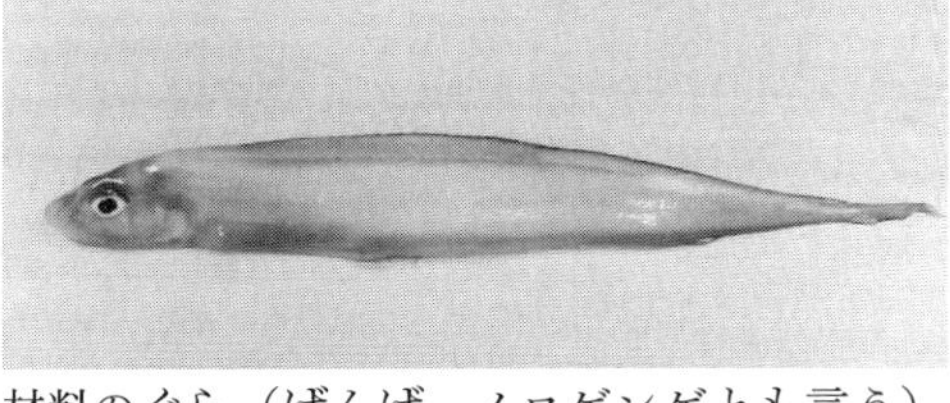

材料のぐら（げんげ、ノロゲンゲとも言う）

あごの団子汁

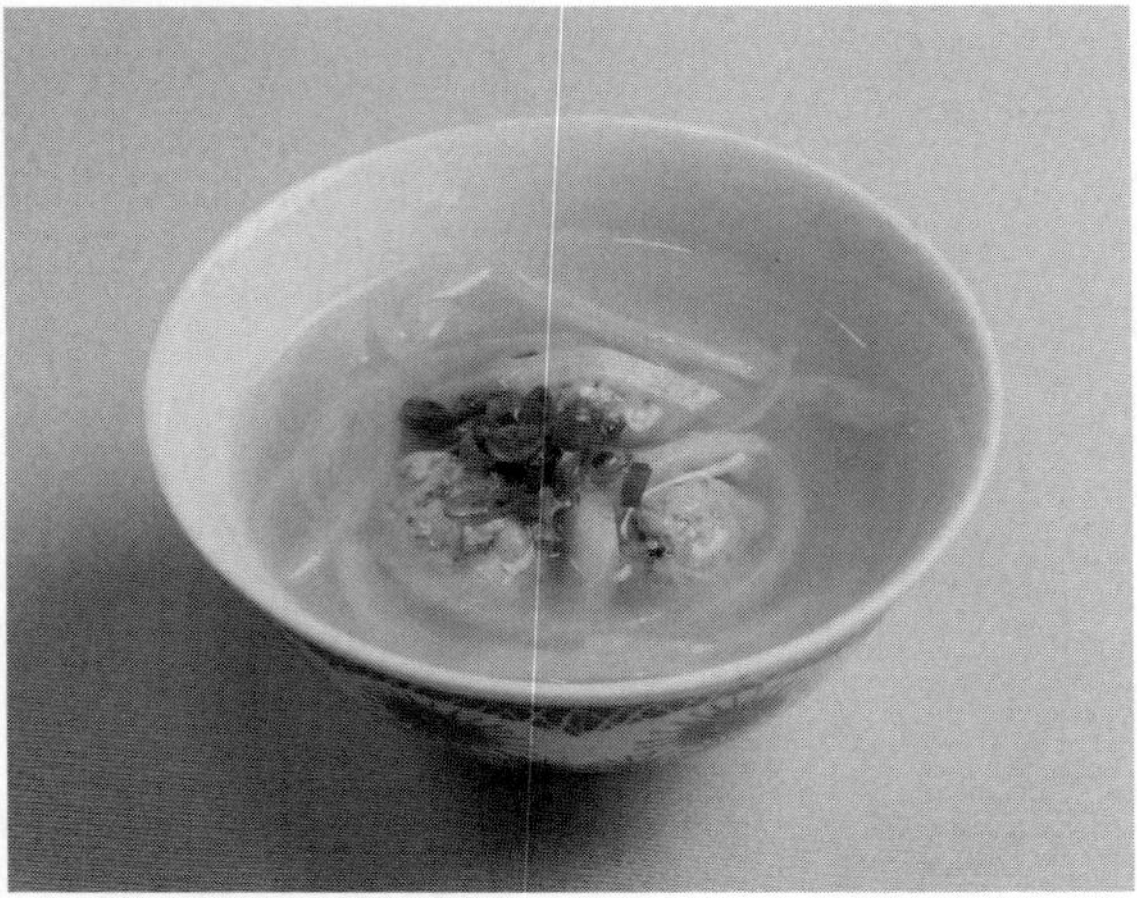

トビウオのすり身でつくる格段の美味

［材料］（6人分）
トビウオ（3枚おろし）……200g
　味噌……小さじ1
玉ねぎ……1／2個（100g）
水……4カップ
味噌……大さじ2
青ねぎ……2g

〔作り方〕

1　玉ねぎは薄くスライスする。青ねぎは小口切りにする。
2　トビウオの身は包丁で細かくたたき（すり身を使ってもよい）、味噌を混ぜておく。
3　鍋に水を煮立たせ、玉ねぎを入れて5分ほど煮る。
4　3に2を団子状にスプーンで落とし入れ、火が通ったら味噌を入れる。
5　器に盛り、青ねぎをちらす。

※丸のままの魚を料理するときは3枚におろし、中の骨からだしを取ればまたおいしい。すり身には他に、塩・こしょうを入れたり、しょうが汁・酒・塩を入れたりする。また、しょうゆ味の汁にしてもよい。

Memo　トビウオは脂肪分が少なく淡白で、刺身から練り製品まで様々な料理に使用できる。

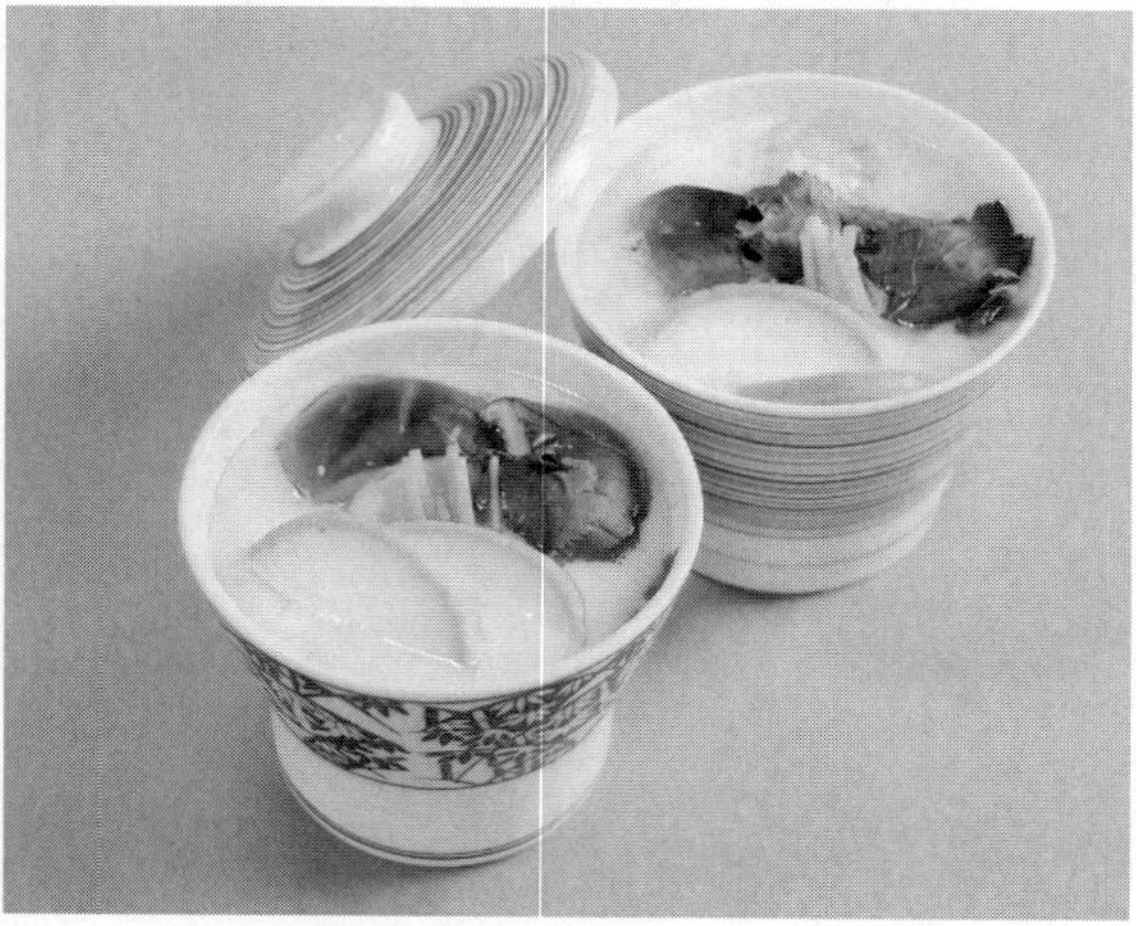

茶わん蒸し

行事の定番ごっつぉう

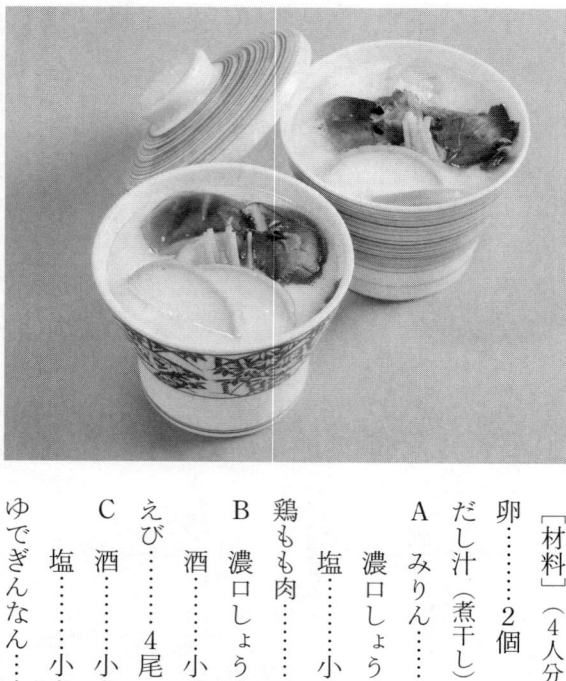

［材料］（4人分）

卵……2個

だし汁（煮干し）……2・5カップ

A みりん……小さじ2

　濃口しょうゆ……小さじ1

　塩……小さじ1／2

鶏もも肉……80g

B 濃口しょうゆ……小さじ2

　酒……小さじ2

えび……4尾

C 酒……小さじ1

　塩……小さじ1／6

ゆでぎんなん……8個

生しいたけ……4本　かまぼこ（赤板）……40g　みつば……4枚

〔作り方〕

1　だし汁にAを加えて味をととのえて冷ましておく。冷めただし汁にほぐした卵を加え、泡立てないように混ぜながらこしておく。

2　鶏肉を一口大のそぎ切りにし、Bで下味をつけておく。えびはCで下味をつけておく。かまぼこは薄切りにする。

3　蒸し茶わん4つに鶏肉、ゆでぎんなん、生しいたけ、えび、かまぼこを等分に入れる。1を静かに注ぐ。

4　蒸気のよく上がった蒸し器に3を並べ入れ、布巾をかけて蓋をし、最初は強火で2〜3分、そのあと中火にして7〜8分、さらに弱火で4〜5分蒸す。

5　中央に竹串をさしてみて、澄んだ汁が出れば蒸し上がり。水洗いしたみつばをのせて火を止め、蓋をして、そのまま2〜3分蒸らしておく。

京丹後ポイント　具材に魚（ぶりやはまち）を入れると、良いだしが出てさらに美味しい。

◆備えのおかず
いか干し大根の煮物

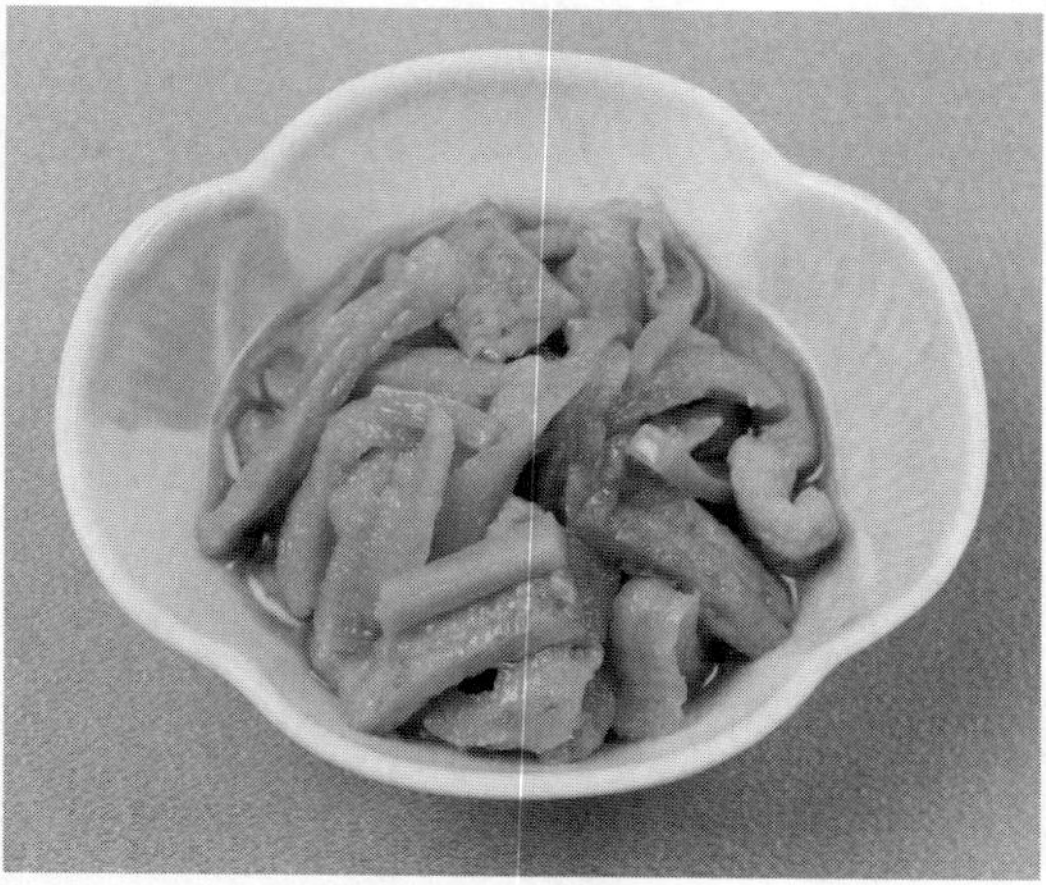

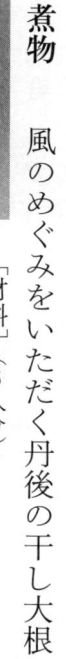

風のめぐみをいただく丹後の干し大根

［材料］（6人分）
いか干し大根（乾物）……60g
平天（さつま揚げ）……2枚（120g）
にんじん……40g
濃口しょうゆ……大さじ2
酒……大さじ2
砂糖……大さじ2
だし汁……1と1／2カップ

〔作り方〕

1 いか干し大根はもみ洗いをし、水に30分ほど浸してもどし、食べやすく切る。

2 平天は食べやすい大きさに切る。

3 にんじんは太めのせん切りにする。

4 鍋にすべての材料を入れ、蓋をして熱する。沸騰したら弱火に変え、柔らかくなるまで煮る。

Memo いか干し大根は一般の切干大根に比べると太く味わいがある。

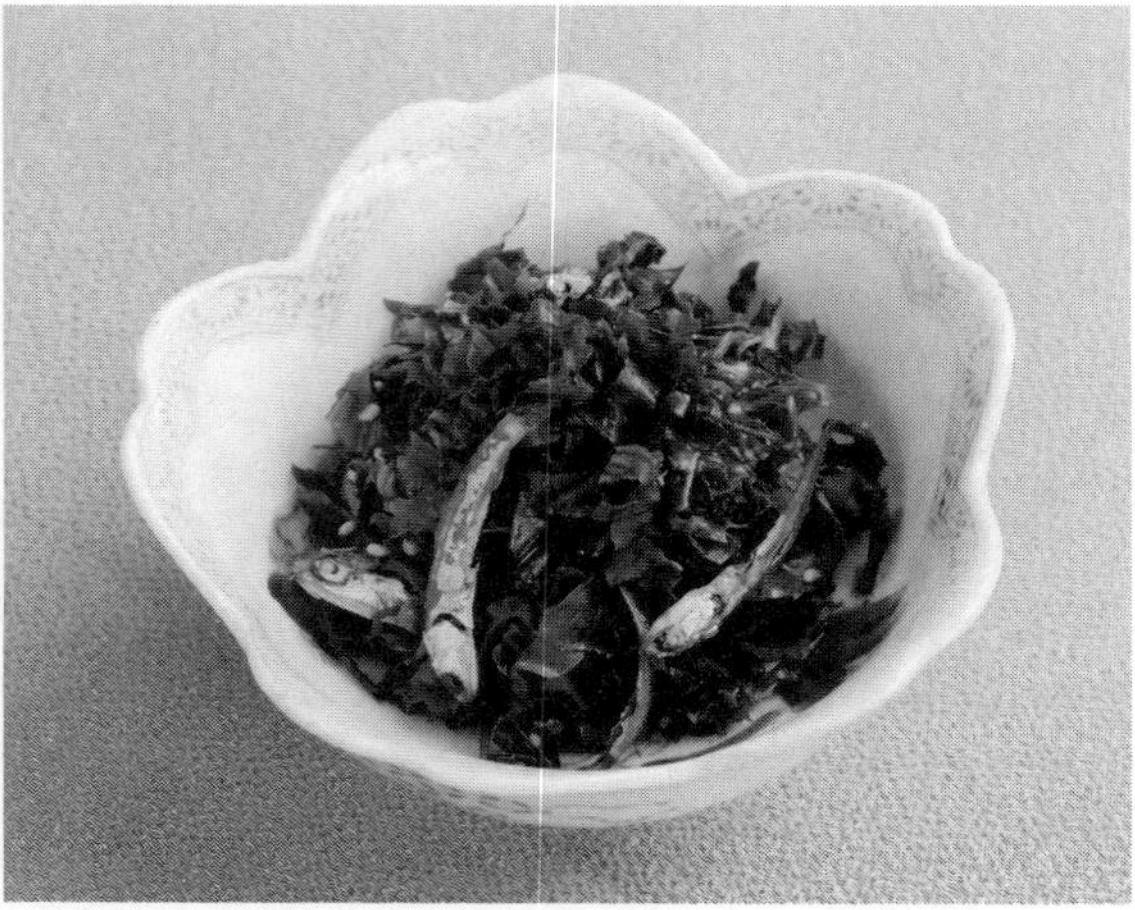

わかめのパー

こんなにも軽いわかめの佃煮

［材料］（10人分）
板わかめ……100g
煮干し（5～6cm）……30g
炒りごま……10g
〔調味料〕
濃口しょうゆ……50ml
酒……40ml
みりん……50ml
砂糖……30g
水……50ml

〔作り方〕

1 わかめは水またはぬるま湯でさっと洗い、ボウルに入れ蓋をし、わかめ全体にしめりが入るまでそのまま置く（2時間）。

2 よくしめったわかめを包丁でできるだけ細かく切る。

3 鍋に調味料と水を入れて沸騰させる。

4 3に煮干し（大きいものは切る）を、わかめと一緒に入れて中火にし、煮汁がなくなるまで箸で炒るように混ぜながら煮る。仕上がりに炒りごまを混ぜる。（粉さんしょうを入れてもよい）

Memo ご飯にそえるミネラルたっぷりの保存食。

さいみそ　豆でつくる昔ながらのご飯の友

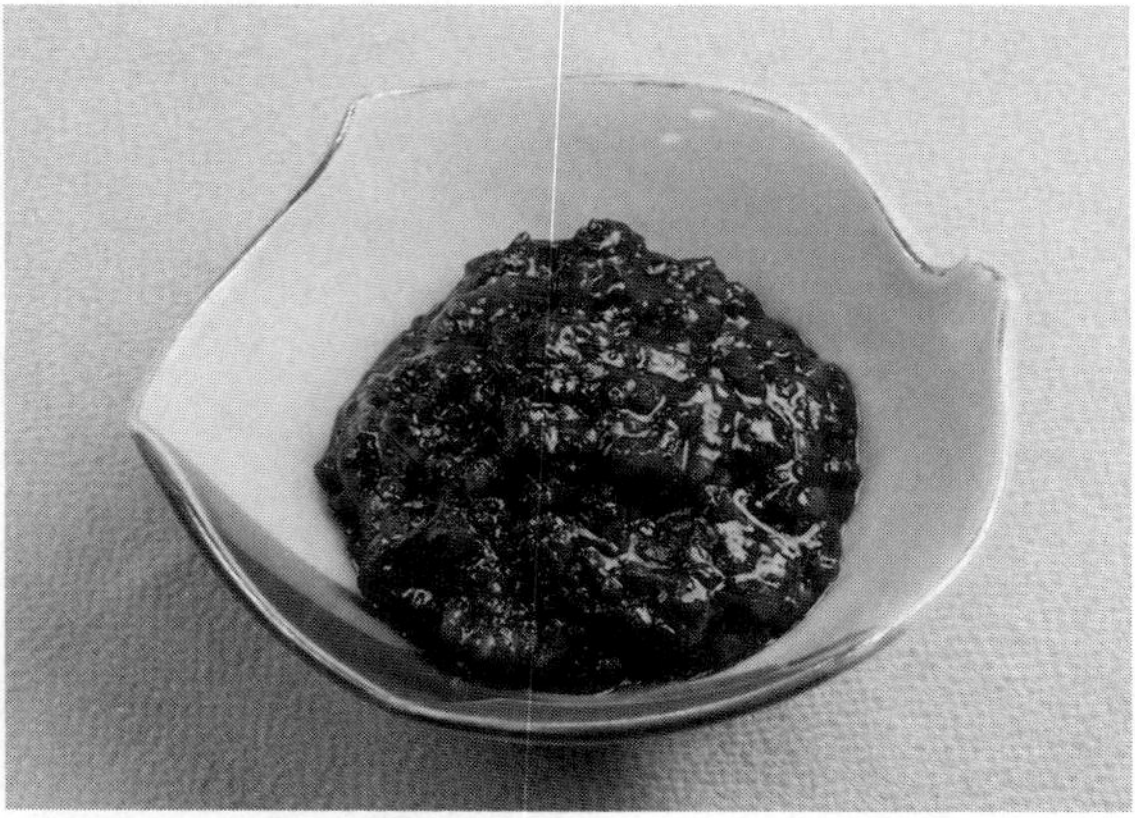

［材料］
もち米……750g
押麦……750g
黒大豆……380g
そら豆……380g
しょうゆ菌……15g
「仕込み用」
濃口しょうゆ……900㎖
酒……360㎖

〔作り方〕

〔さいみそ麹〕

1 もち米・押麦・豆を混ぜて蒸し器に入れ、蒸気が上がってから1時間以上蒸す。

2 蒸し上がったら箕《み》ざるにとって38度くらいに冷まし、しょうゆ菌を全体に混ぜる。

3 水でぬらした白布に、2をある程度広げ、上からも水でぬらした白布を被せる。

菌を混ぜた時に温度が下がるので、しばらく毛布などをのせる。

4 20～23時間たったら温度が35度くらいに上がり、麹の香りを放つので、上から下、外から内によく混ぜる。

5 菌を混和して2日で白い麹ができる。温度を上げすぎないように注意していると黄色い粉が飛び、おいしい麹ができあがる。

〔さいみその仕込み〕

麹ができあがったら冷めないうちに、つぼに仕込む。酒・しょうゆと混ぜてからは1日に何回でもしゃもじで混ぜる。仕込んでから1週間程度でできあがる。

Memo 豆を食する文化が生んだ知恵の一品。

へしこ　ぬかを使った魚の保存食

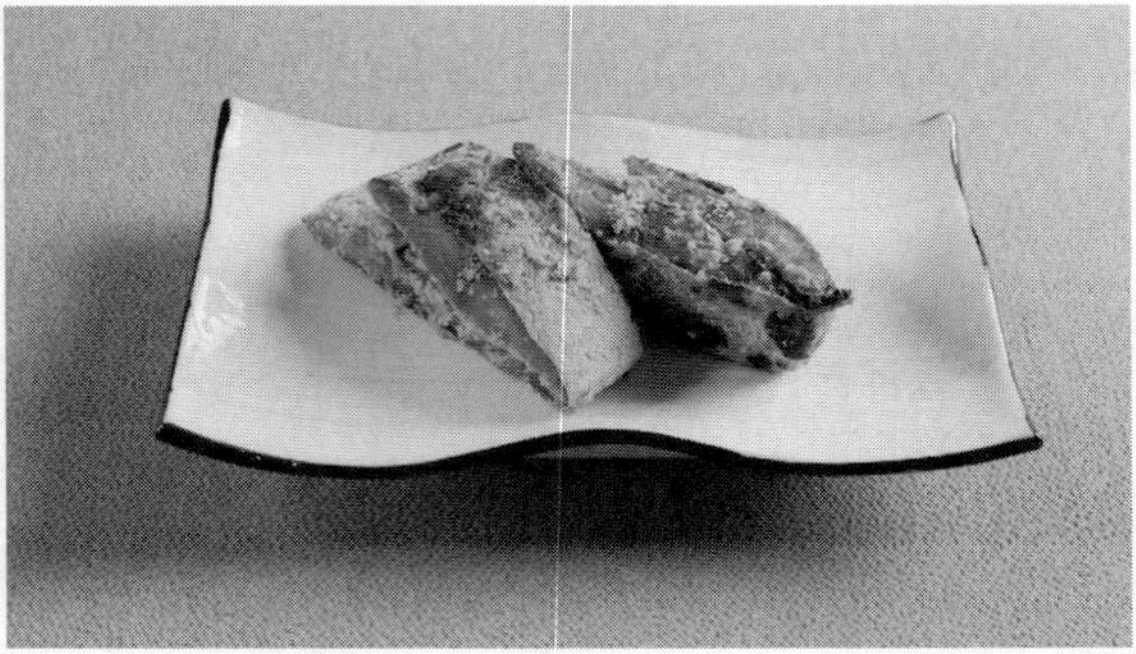

［材料］
さば（いわし、はたはた）…40本（1本600g以上）
塩（塩漬け用）………2・5～3kg
ぬか………2kg
塩（本漬け用）………1・2kg

〔作り方〕
「塩漬け」
1　さばは頭を落として背開きにし、内臓や血合いをとって水洗いし、水気を切っておく。
2　さばの両面に塩をまぶし、塩が余っていれば間にかけながら、開いた状態で樽に並べていく。
3　ビニールを被せ、重石をして5～7日ほどおく。

「本漬け」

1　しえ（魚から出た汁）があがってきたら、樽からさばを出す。しえはボウル1杯くらい置いておく。
2　ぬかと塩を混ぜておき、さばにまぶす。
3　さばの身がみえないくらいぬかと塩を振りながら、樽に表面が平らになるように並べる。
4　重石をして涼しいところに置く。（何日かして、しえがあまりあがらなければ、置いておいたしえをふりかける）
5　10カ月～1年ほど漬けたものをいただく。

［食べ方］
へしこは適当な大きさに切り、焼いて食べる。ぬかは焦げやすいので火加減に注意する。

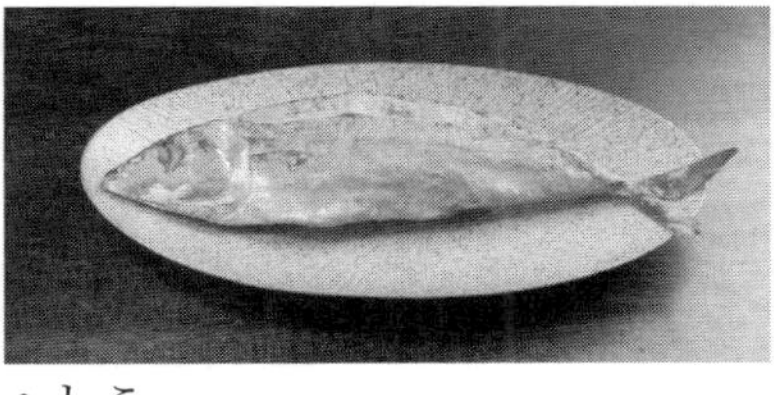
へしこ

◆主食

丹後のばら寿司

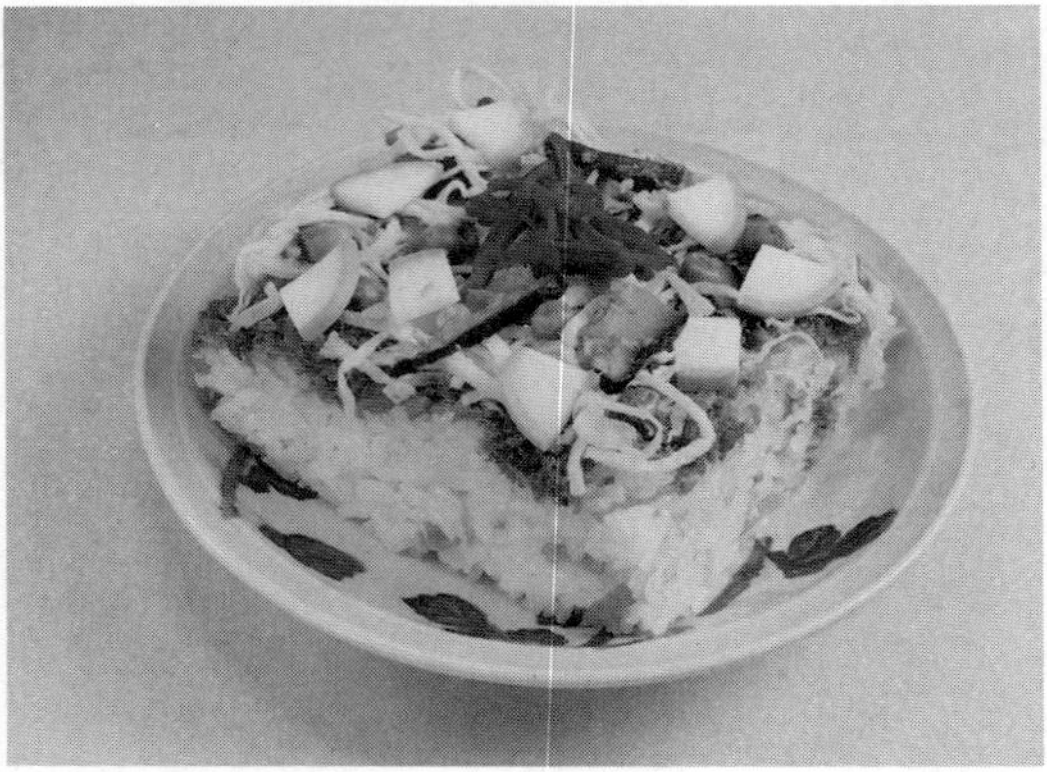

ハレの日のごっつぉう

［材料］（8人分）

米……5合（750g）

水……900mℓ

だし昆布（5㎝角）……1枚

「合わせ酢」

酢……180mℓ（1合）

砂糖……120g

塩……15g

「寿司の上にのせる具」

さば缶詰（味付）……大1缶（370g）

砂糖……60g

濃口しょうゆ……小さじ1

干ししいたけ……5〜6枚（20g）
A 濃口しょうゆ……大さじ1
　砂糖……大さじ1
　水（戻し汁でも可）……100mℓ
かまぼこ（赤板）……1／2枚（70g）
　酢……小さじ1／2
グリンピース（ゆで）……30g
卵（錦糸卵用）……M2個（100g）
　油……小さじ2
B 砂糖……小さじ1／3
　塩……小さじ1／5
紅しょうが……50g
〔寿司に混ぜる具〕
ごぼう……100g

C だし汁……200
　濃口しょうゆ……大さじ1
　砂糖……大さじ1／2
にんじん……100g
D だし汁……200mℓ
　濃口しょうゆ……大さじ1
　砂糖……大さじ1／2

〔作り方〕

1 米は洗って水に30分浸けておき、昆布を入れて炊く。

2 ご飯が炊けたら15分蒸らし、合わせ酢を混ぜる。

3 さば缶詰は汁気を切ってよくほぐし、

しょうゆ、砂糖を入れて炒り、おぼろにする。干ししいたけはぬるま湯でもどし、細かく切り、Aで煮る。かまぼこはいちょう切りや斜めの交差に細かく切り、酢に浸しておく。卵はBを入れてよく溶き、油をひいたフライパンで薄焼き卵を作り、細く切って錦糸卵にする。紅しょうがは細かく切る。

4 ごぼうはささがきにして水にさらしCで煮る。にんじんは細かく切り、Dで煮る。

5 寿司飯に4を混ぜ、その上に、おぼろをふりかけ、錦糸卵をのせ、しいたけ・紅しょうが・かまぼこ・グリンピースを飾り付ける。

※寿司飯に混ぜる具は季節の野菜を使う。（板わかめ、たけのこ、かんぴょうなど）

京丹後ポイント ちらし寿司と押し寿司との中間型の寿司。まつぶた（木の箱）の中で軽く押すので少し固くなっている。このような中間型の寿司は珍しい。できた寿司を切り分けて食べるのが独特のスタイル。

Memo 一皿で、たんぱく質、食物繊維、ミネラルがとれる栄養満点料理。

地のりの巻き寿司

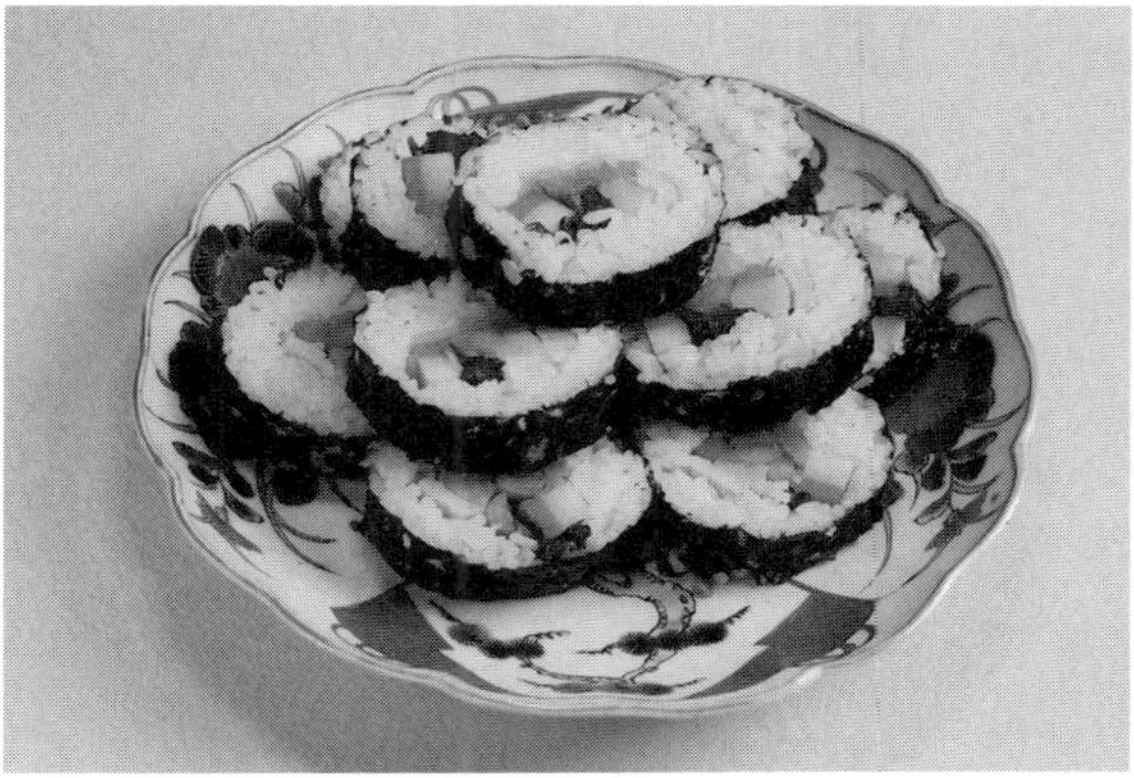

「巻きとって」作るハレの日のご飯

［材料］（4本分）

米……3合（450g）

水……570mℓ

「合わせ酢」

酢……75mℓ

砂糖……63g

塩……小さじ1と1／2

かんぴょう……10g（約1m）

A だし汁……1カップ

砂糖……大さじ1と1／2

濃口しょうゆ……大さじ1と1／2

みりん……大さじ1

ごぼう……100g

B　だし汁……3／4カップ
　砂糖……大さじ1と1／2
　濃口しょうゆ……大さじ1と1／2
にんじん……60g
C　だし汁……3／4カップ
　砂糖……小さじ1
　濃口しょうゆ……小さじ1
　塩……小さじ1／2
卵……M2個
　塩……小さじ1／8
油……小さじ1
ほうれん草（春はせりなど）……4株
（80g）
がんぎ（板状のかまぼこ）……1／4
枚（92g）
たくあん……1／3本（80g）
岩のり……全型4枚（11グラム）

〔作り方〕

1　かんぴょうはさっと水洗いして鍋に入れ、水をかぶるほど入れてしばらく置く。

2　かんぴょうをそのまま火にかけ煮立ったら弱火にして柔らかくゆで、汁を捨てAの調味料を加え煮含める。

3　ごぼうは洗って包丁の背で皮をこそぎ、のりの巾の長さに切り水につける。Bの調味料で煮含める。

4 にんじんは1cm角程の棒状に切り、Cの調味料で煮含める。
5 卵は塩を加え混ぜる。卵焼き器に油を熱し、卵液を流し入れて厚焼き卵を作る。あら熱が取れたら細長く切る。
6 ほうれん草は、ゆでて冷水にとり、根の部分を切り落としておく。
7 がんぎ・たくあんは、1cm角ほどの棒状に切る。
8 のりは弱火にかざしてさっとあぶっておく。すし飯の作り方は、「ばら寿司」を参照。

「巻き方」

1 のりは巻きすの上に横長にして置き、すし飯の1／4量をのせて向こう端1・5cmほど残して、均等な厚みに広げる。
2 すし飯の手前2cmのところから具を並べる。具を軽く押さえ、巻きすの手前を持ち上げながら一気に向こう端までのりが重なるように巻く。
3 巻きすをぎゅっとしめて型作りをする。
4 切り分ける時、包丁をぬれ布巾で湿らせ、8等分に切り分ける。

Memo 一口食べると、磯の香りが広がる、丹後ならではの巻き寿司。

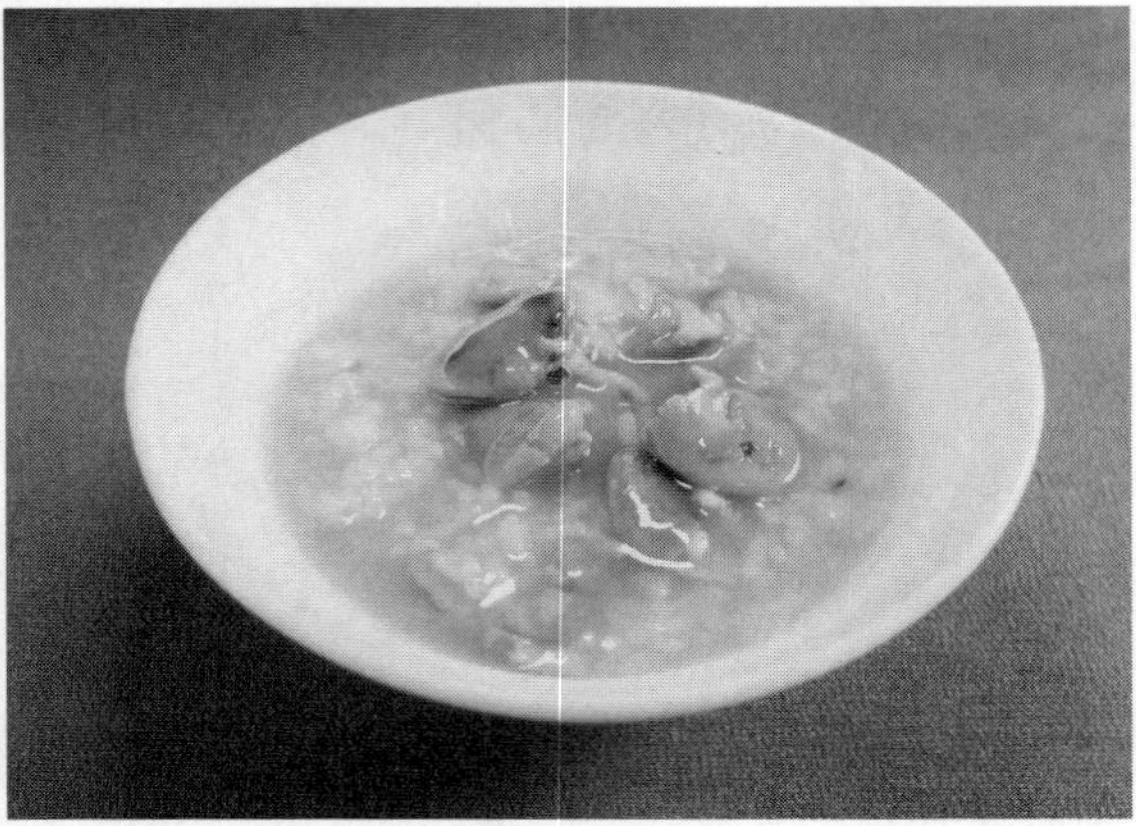

茶がゆ

炒りそら豆の香ばしさがおいしい

［材料］（10人分）

米……1合（150g）

そら豆（乾物）……100g

番茶（焙じたもの）……25g

塩……小さじ1／2

水……2800ml

〔作り方〕

1 米を洗って30分水に浸けた後、ざるに上げておく。
2 そら豆を炒る。炒った豆を熱いうちに水につけ皮をむく。
3 鍋に水を入れ、番茶と豆の皮を入れて煎じる。
4 3を、ざるの上にきれいな布巾またはクッキングペーパーを敷いてこす。
5 深めの鍋に、4のこした汁2000mℓを入れ火にかけ、皮をむいたそら豆を煮る。
6 豆がやわらかくなった頃に米を入れ、ふきこぼれないようにして、サラッとした感じになるまで炊く。
7 火を止めて、塩を入れて軽く混ぜる。

豆知識 久美浜町の湊宮《みなとみや》に伝わる茶がゆは、飢饉と深い関係がある。江戸時代の飢饉の際、地主がふるまったのが最初で、度重なる飢饉で貴重な米のかさを増すために、炒ったそら豆を入れて作ったものが、今でも食べられている。

Memo そら豆は鉄分の吸収を助ける銅が多く、たんぱく質も豊富。

栗おこわ

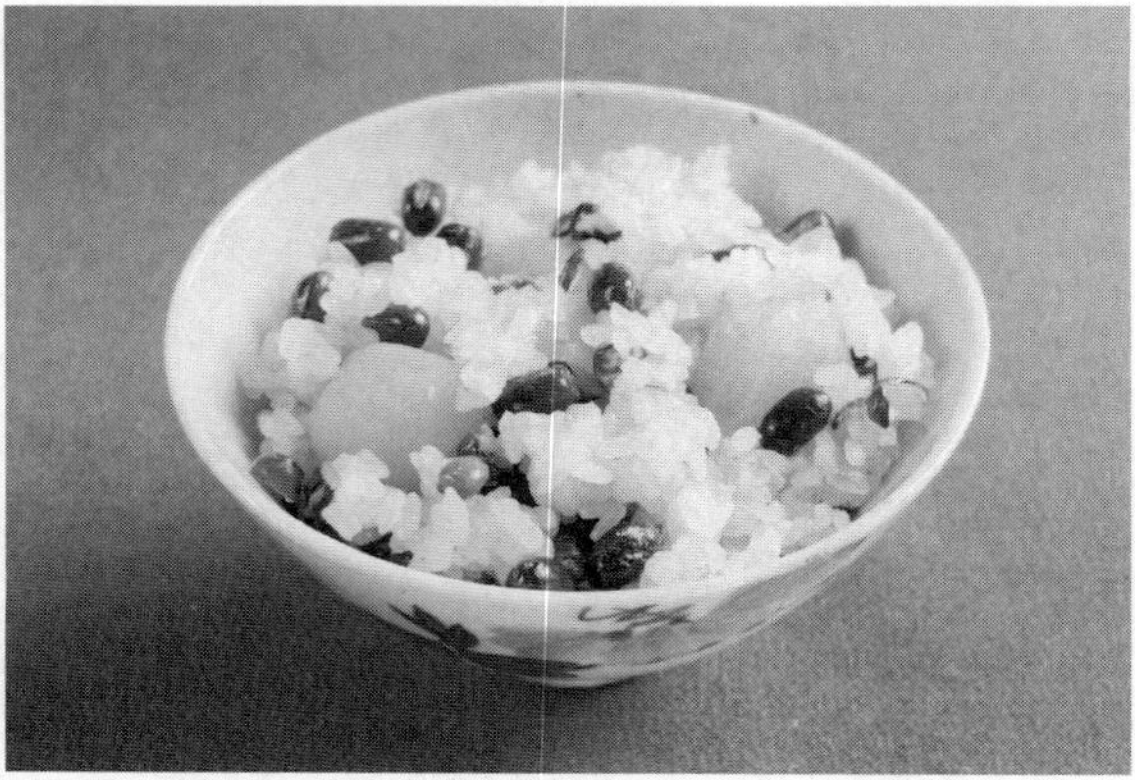

秋祭のごちそうはもち米で

［材料］（8人分）
もち米……4合（600g）
小豆……1カップ（160g）
塩……小さじ1
栗……15粒（250g）
砂糖……大さじ1
「手水」
小豆の煮汁……2カップ
塩……小さじ1／2

〔作り方〕

1 もち米は洗って、たっぷりの水に一晩つける。小豆も同様に。

2 小豆は3カップの水で中火でゆでる。小豆のしわが伸びたら、ゆで汁を捨てる。小豆に塩小さじ1を入れ、1カップの差し水をして、中火で小豆が踊らないように少し固めに煮る。煮汁はとっておく。

3 栗は皮をむいて渋皮は残して干しておく。栗はひたひたの水、砂糖を入れて、さっと煮て、そのまま置く。

4 せいろに蒸し布を敷き、もち米と小豆を混ぜて平らにして入れ、蒸気の上がった蒸し器で40〜50分強火で蒸す。約15分後に栗を入れ、手水をふりかける。

5 せいろをおろして10〜15分蒸らす。

※栗は干して冷凍保存しておくとよい。干すことによって甘味が増す。

※栗がない時は、甘露煮を用いてもよい。

Memo 栗は白米に少ないビタミンB1を多く含むので、栗とご飯は良い組み合わせ。

ぼたもち

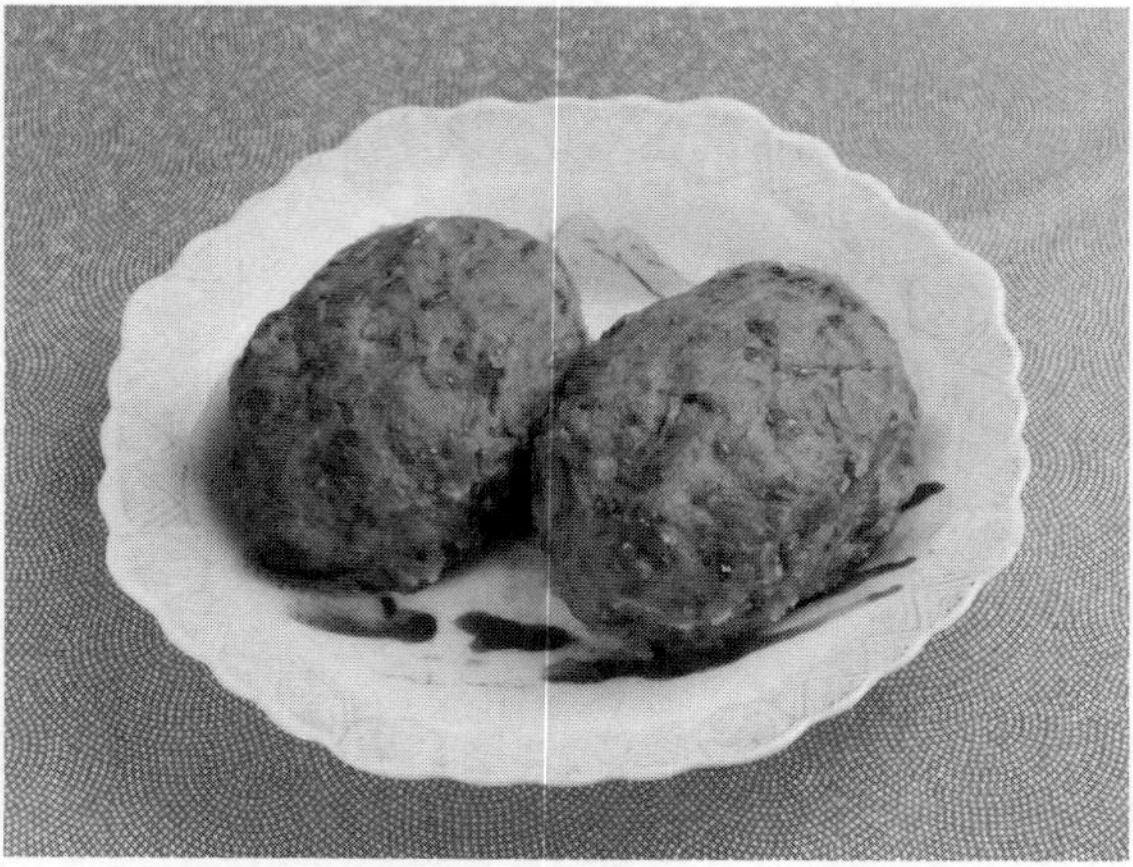

丹後のぼたもちはかなり大きめ。小豆がおいしい

［材料］（16個分）
もち米……2・5合
米……40g
　水……540㎖
塩……小さじ1／3
小豆……250g
砂糖……200g
塩……小さじ1／2

〔作り方〕

1 もち米・米を合わせて2～3時間水につけ、控えめの水で塩を入れて炊く。
2 小豆はきれいに洗い、一晩水につけておく。火にかけ、沸騰したら差し水をする。
3 再び沸騰したらゆで汁を捨て、新しい水を加えて、中火で柔らかくなるまで40～50分煮る。
4 小豆が柔らかくなったら、布巾を敷いたざるに上げて煮汁を切る。
5 小豆を鍋に戻して、中火にかけてゆっくり煮て、柔らかく煮えたらつぶして、砂糖を2～3回に分けて入れ、最後に塩を加えて仕上げる。
6 炊いたもち米・米をすりこぎでつぶし、丸めて小豆あんをまぶす。

※もち米に1割の米を加えることで冷えても固くなりにくい。
※小豆を煮る時、差し水をすることによって小豆のしわが伸びる。
※小豆あんは小分けにして冷凍しておくと便利。

Memo 小豆は疲労回復に効果のあるビタミンB1を多く含む。

はばご飯

備荒食にもなるはば（ハバノリ）を使って

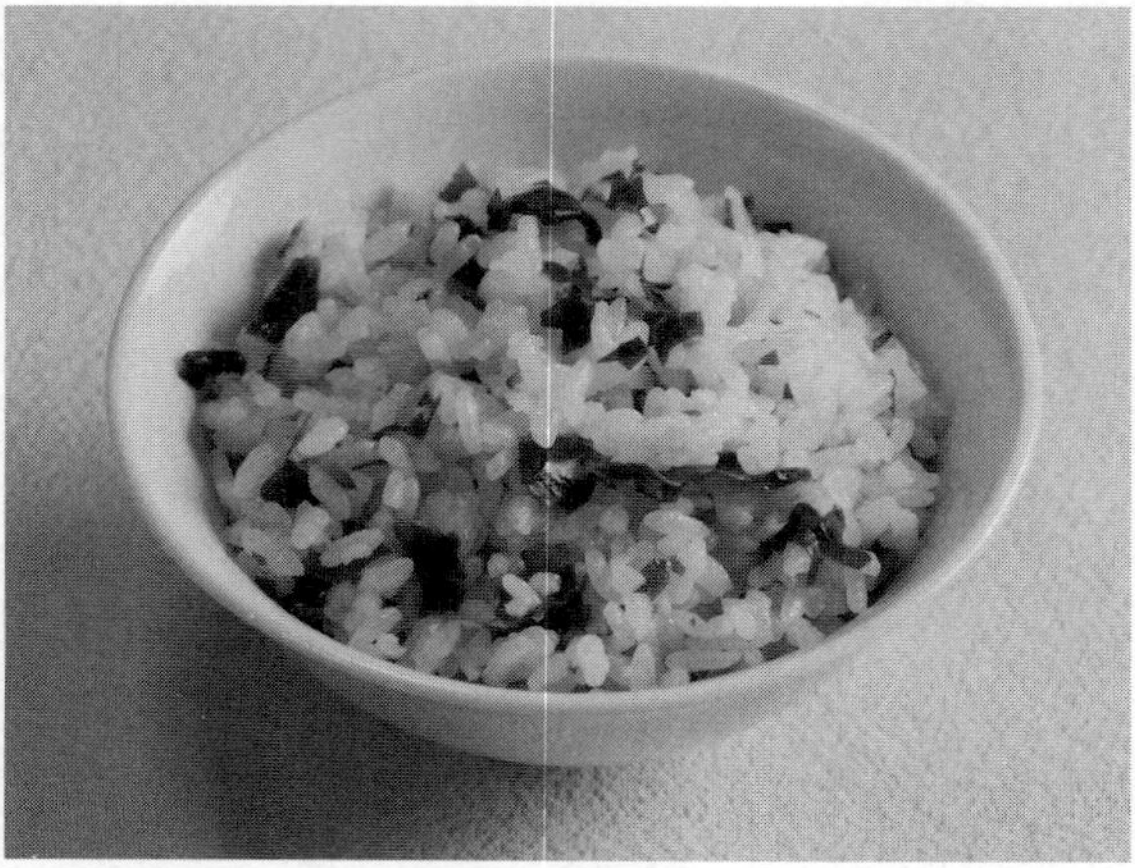

［材料］（10人分）
米……5合（750g）
水……1000mℓ
はば（乾物）……10g
〔調味料〕
濃口しょうゆ……大さじ4
酒……大さじ3

〔作り方〕

1 はばは水で戻しておく。ご飯を炊く30分くらい前に、はばを適当な大きさに切って、水気を切り、調味料につけておく。

2 はばをつけていた調味料と水を入れてご飯を炊く。ご飯が炊けたところにはばを入れて蒸らす。

Memo 海藻は基礎代謝を高めるヨウ素を多く含む。ちなみに備荒食《びこうしょく》とは、昔、飢饉の時に食した食料。

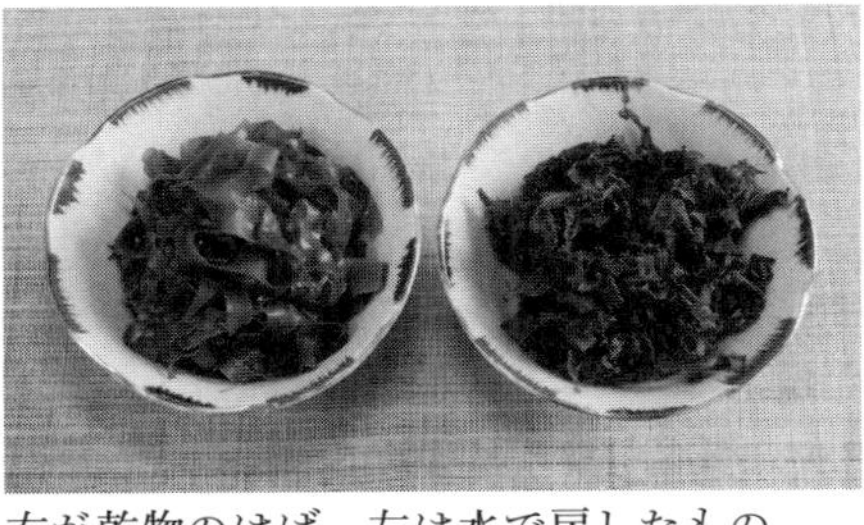

右が乾物のはば、左は水で戻したもの。

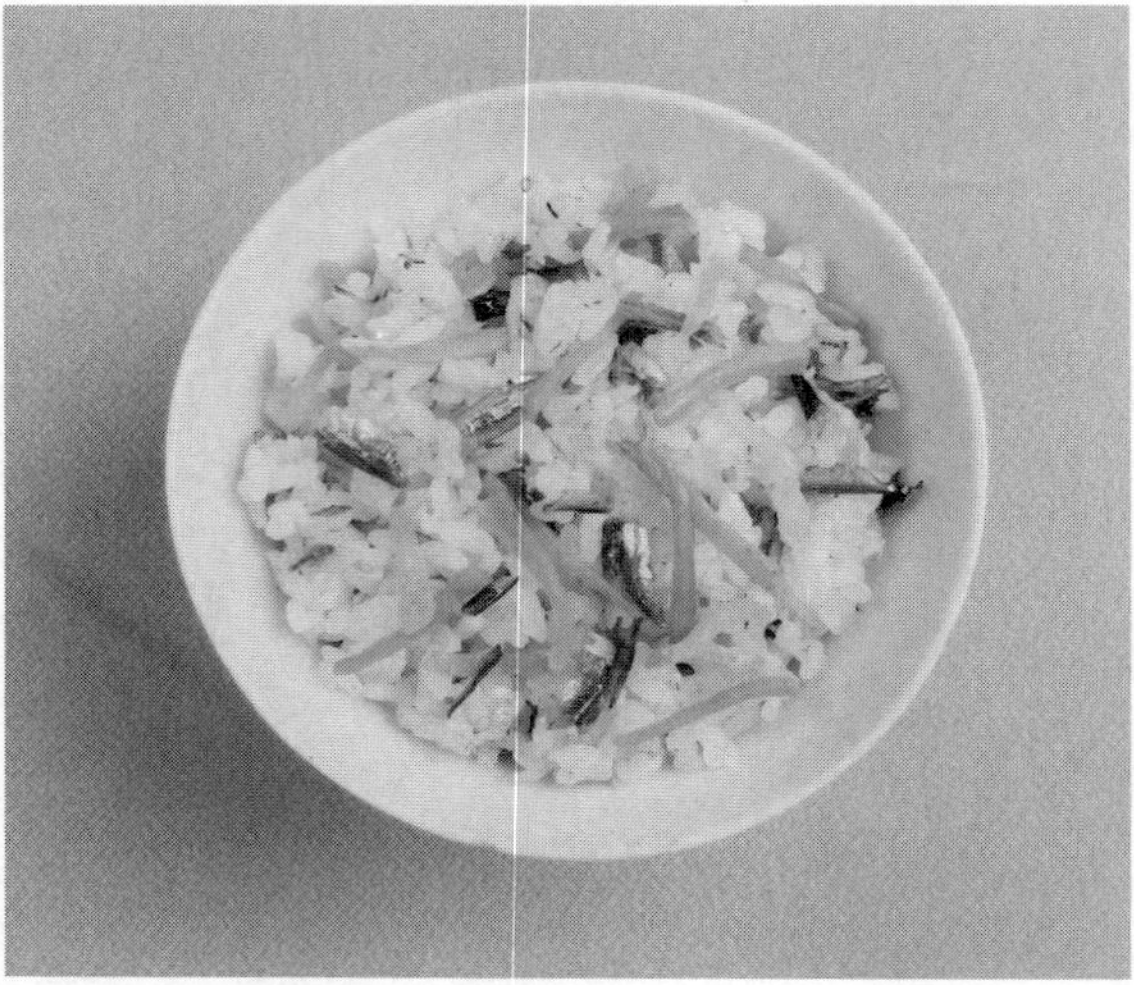

いりごきご飯

おかずにも、混ぜご飯にもなる

［材料］（10人分）
米……5合（750g）
　水……1080㎖
大根……500g
にんじん……100g
煮干し……30g
炒りごま……1／4カップ
「調味料」
濃口しょうゆ……大さじ4
砂糖……大さじ1／2
油……少々

〔作り方〕

1 大根、にんじんをせん切りにする。

2 煮干しは細かく砕いておく。

3 鍋に油をひいて1を炒める。そこへ2の煮干し、炒りごまを入れ、調味料で味をつける。

4 3を分量の水で炊いたご飯の炊きあがる直前に入れてよく蒸らし、全体に混ぜる。

Memo ご飯が煮干しのたんぱく質を引き出し、栄養価が高まる。

◆昔こどものおやつ

あんころもち　夏祭りや里帰りに欠かせない

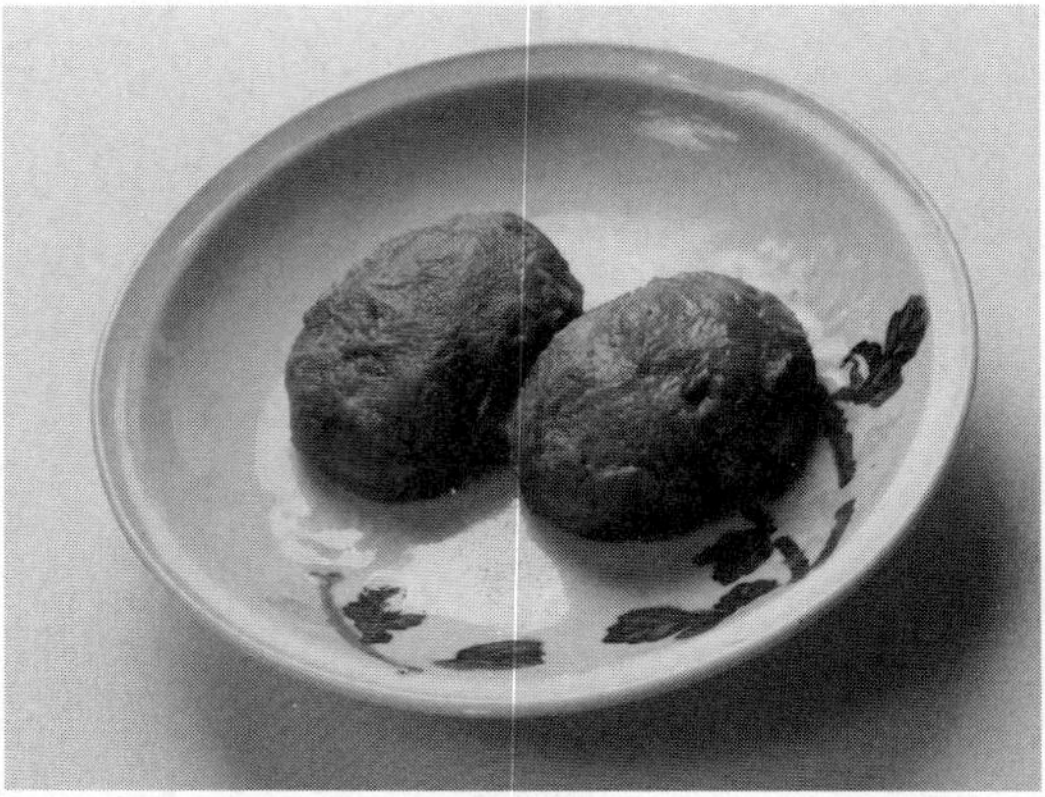

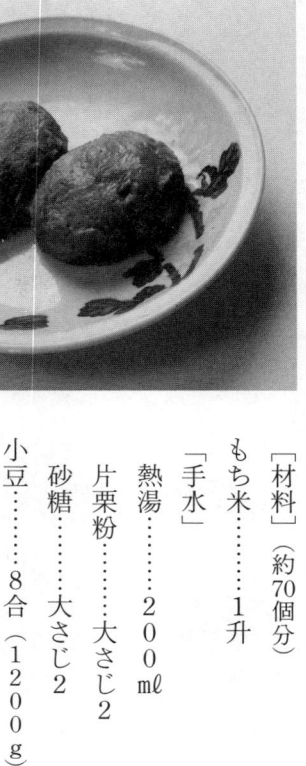

〔材料〕（約70個分）
もち米………1升
「手水」
熱湯………200ml
片栗粉………大さじ2
砂糖………大さじ2
小豆………8合（1200g）
砂糖………730g
塩………小さじ1

〔作り方〕
1　もち米は、水に一晩つけておく。
2　小豆は、水に一晩つけておく。

3　小豆を3倍量の水に入れ強火にかける。沸騰したら差し水をし、再び沸騰したらざるに上げる。

4　小豆がかくれるくらいに水を入れ、弱火にして、差し水をしながら柔らかくなるまで煮る。

5　小豆をつぶして、粗目のこし器でこして皮をとる。こした小豆をさらしの布袋に入れてしぼり、水を切る。砂糖に小豆のこし汁を少々加え、砂糖を溶かす。

6　5の小豆と砂糖を鍋に入れ練り混ぜる。なじんだら弱火にかけ10〜15分練り上げる。最後に塩を加えて仕上げる。

7　もち米を蒸し、もちをつく。

8　片栗粉に砂糖を加え、少量の水で溶く。そこへ熱湯を入れ、やわらかい片栗を作る。7に少しずつ入れて、さらにつく。ボウルについたもちを入れる。

9　手を濡らしては、もちを卵より少し小さめの大きさにちぎり、あんの上に置いて全体にあんでくるむ。

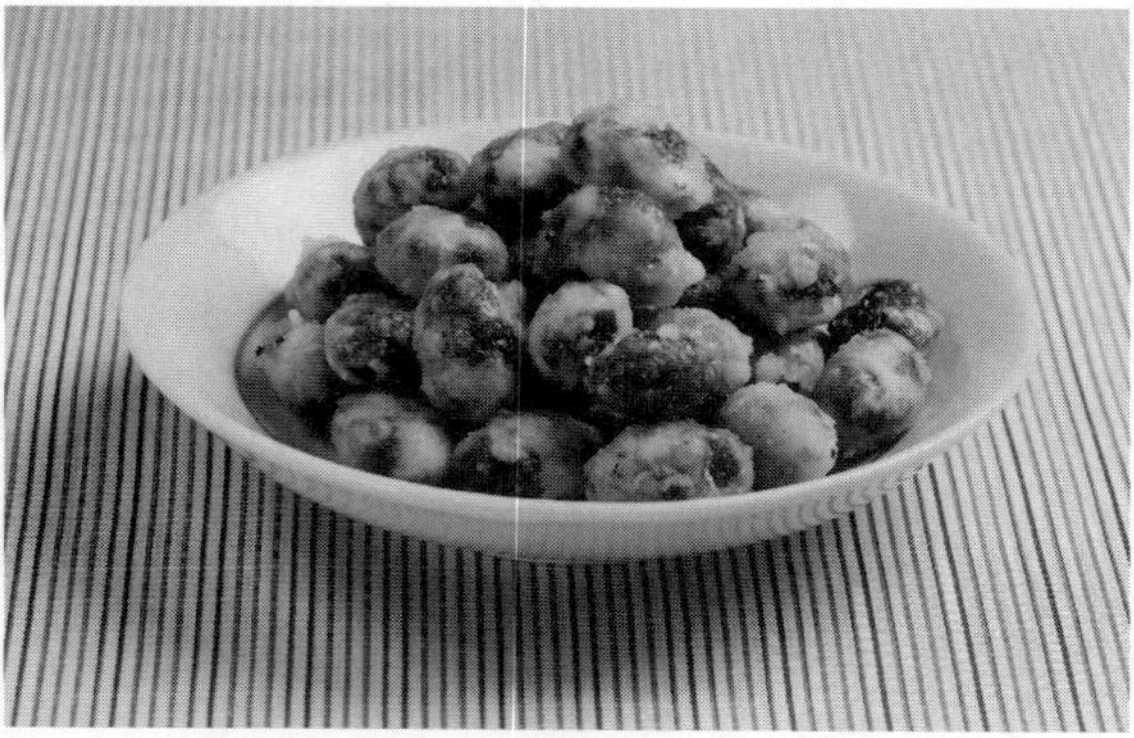

花草豆

ひな祭りや花祭りのおやつ

［材料］
黒豆（水煮したもの）……2カップ
片栗粉……1／2カップ
油（揚げ油）……適量
水……小さじ1
「調味料」
砂糖……大さじ4
濃口しょうゆ……小さじ1

〔作り方〕

1　冷まして汁けをきった黒豆に片栗粉をまぶして、数回に分けて揚げる。

2　鍋に水と調味料を入れ、少し煮溶かして揚げた豆にからめる。

※豆を煮るときは一晩水につけ、アクを取りながらやわらかくなるまで煮る。火を切ってから豆が冷めるまでは蓋をしておくと、しわになりにくい。

※カラッと揚げるために火加減は強火。

※豆がくっつくのを防ぐために油に入れたら箸でかき混ぜる。

コラム2 食と腸内細菌、そして規則正しい生活

高木智久

京丹後の〝育菌〟

健康長寿を実践することは世界中で大きな目標になっています。なかでも、我が国は世界有数の長寿国となっており、日本人こそが最も健康長寿を実践している存在と言えます。

その日本の中でも、京丹後市には百歳を超えて元気に暮らす百寿者の方々が他の地域に比べて格段に多く居住されており、健康長寿を実践している地域の一つとして名を馳せています。

この健康長寿の秘訣には色々な要因が考えられますが、やはり「食」は重要なテーマの一つだと言えます。本書にもありますように、京丹後市では、「海の幸・山の幸・里の幸」が日々の食卓に彩りを添えてきました。

私たちは、この「食」を通じて京丹後市の皆さんの腸内細菌が育まれてきたと考え、皆さんからいただいたサンプルで解析を重ねてきました。

その結果、第一章で内藤先生も触れておられますが、京丹後市の健康長寿を達成されている高齢者は、他の地域の高齢者と比較して、食物繊維を利用できる腸内細菌種が多いことが分かりました。

ヒトは食物繊維を分解する酵素を持っていないので、食物繊維をうまく利用するためには腸内細菌の力を借りる必要がありますが、京丹後の健康長寿者は、その豊かな食生活を通じて腸管の中に食物繊維を発酵してくれる細菌を育んできた（育菌）と考えられます。

私たちの解析でも、特に、「野菜（豆類を含む）、果実、海藻類」の摂取が「育菌」を促すようでした。また、これらの食物繊維を発酵する菌は、高齢者にとっても重要な課題となっている筋力の維持にも役に立っているようで、まさしく、健康長寿を支える菌と考えられます。

一方、腸内細菌の解析を通じて見えてきた問題点もあります。

この健康長寿が実践されている京丹後市といえども、より若い世代では十分にこれらの有用な菌が育まれておらず、この地域の特徴的な「育菌」がうまく継承されなくなりつつあります。

そこで、是非、参考にしていただきたいのが、本書です。本書では、豊かな地元の食材を使ったレシピが紹介されています。腸内細菌を育む「育菌」が実践できる素晴らしいものばかりです。

地域で育まれてきた菌をうまく継承するには、地域で大事にされてきた食文化を活かしつつ、さらに、現代風にアレンジした食事をうまく取り入れていきたいものです。

また、健康長寿には、食や腸内細菌だけではなく、様々な要因が関係しているものと推察されます。これまで、京丹後市の百寿者の方々の日常の様子をお聞きしていると、皆さん共通して「規則正しくリズムをもって毎日を過ごす」ことを心がけておられます。

また、長寿の皆さんはもれなく若い頃から仕事でも日常生活でも身体をしっかり使っておられるようです。第一線を退いてからも畑仕事や日々の散歩など無理のない範囲でしっかり身体を動かすことが、「規則正しくリズムをもって毎日を過ごす」日常生活に織り込まれていて、身体を動かすことを実践されています。

筋肉を鍛えるほどの活動ではなくても、しっかりと身体を動かすことが長寿のコツと言えます。また、糸通しや折り紙など細かい作業で手先をよく使うことも長寿の方には共通した日常のようで、やはり、脳の老化防止にも役立っているのではないでしょうか？

気持ちの持ち方についても、「日々を一生懸命過ごしてきたことが結果として長寿に繋がっている」、「くよくよ考えすぎない」と多くの方が語られています。余り細かいことを気にせずにおおらかに、周囲の方と仲良くしながら毎日を過ごすことが大切なようです。

「食文化を守り、育菌を継承しつつ、規則正しい日常生活を送ること」が健康寿命の秘訣になっている様に思います。本書を大いに活用してください。

髙木智久

京都府立医科大学大学院医学研究科　医療フロンティア展開学及び消化器内科准教授。

1994年京都府立医科大学卒業、2002年京都武田病院消化器内科部長、2012年同志社大学生命医科学部連携教授。2013年京都府立医科大学附属病院内科学教室消化器内科部門准教授、京都府丹後保健所所長。2015年京都府立医科大学附属北部医療センター消化器内科医長、2017年京都府立医科大学医療フロンティア展開学准教授。2019年京都府立医科大学臨床研究推進機構　臨床研究推進センター研究マネジメント部門部門長。

日本消化器病学会学会評議員、日本消化器内視鏡学会社団評議員、日本消化器免疫学会評議員、日本フードファクター学会理事、日本抗加齢医学会評議員、日本潰瘍学会理事、日本酸化ストレス学会評議員、日本微小循環学会理事、日本炎症・再生学会評議員。専門は消化器病学、消化器内視鏡学、消化管炎症学。

本書は『～今に活きる～「京丹後」百寿人生のレシピ』（2013年11月・京丹後市発行）、『～今に活きる～「京丹後」百寿人生のレシピ二　百歳健康長寿の秘けつ集』（2014年11月・京丹後市発行）、『～今に活きる～「京丹後」百寿人生のレシピ三　百歳健康長寿の秘けつ集』（2015年11月・京丹後市発行）、『百寿人生のレシピ』（2022年6月・京丹後市発行）を再編集したものである。

文春新書

1484

奇跡《きせき》の100歳長寿地域《さいちょうじゅちいき》「京丹後市《きょうたんごし》」の秘密《ひみつ》

2025年2月20日　第1刷発行

著　者　百寿者研究会
構成・編集　石橋俊澄
発行者　大松芳男
発行所　株式会社　文藝春秋

〒102-8008　東京都千代田区紀尾井町3-23
電話（03）3265-1211（代表）

印刷所　大日本印刷
製本所　大口製本

定価はカバーに表示してあります。
万一、落丁・乱丁の場合は小社製作部宛お送り下さい。
送料小社負担でお取替え致します。

ISBN978-4-16-661484-4